结直肠癌
术后居家
健康手册

主编

彭俊杰 邹 海 蔡三军

人民卫生出版社

·北京·

图书在版编目（CIP）数据

结直肠癌术后居家健康手册 / 彭俊杰，邹海，蔡三
军主编. -- 北京：人民卫生出版社，2025. 3（2025. 5重印）.
ISBN 978-7-117-37672-3

Ⅰ. R735. 309-62

中国国家版本馆 CIP 数据核字第 2025SE3085 号

结直肠癌术后居家健康手册
Jiezhichang'ai Shuhou Jujia Jiankang Shouce

主　　编	彭俊杰　邹　海　蔡三军
策划编辑	王小南　　责任编辑　王　静　王小南
书籍设计	尹　岩　王子祎
出版发行	人民卫生出版社（中继线 010-59780011）
地　　址	北京市朝阳区潘家园南里 19 号
邮　　编	100021
E - mail	pmph @ pmph.com
购书热线	010-59787592　010-59787584　010-65264830
印　　刷	北京瑞禾彩色印刷有限公司
经　　销	新华书店
开　　本	880×1230　1/32　印张:6
字　　数	119 千字
版　　次	2025 年 3 月第 1 版
印　　次	2025 年 5 月第 2 次印刷
标准书号	ISBN 978-7-117-37672-3
定　　价	59.00 元

主编　彭俊杰　复旦大学附属肿瘤医院

　　　邹　海　复旦大学附属肿瘤医院

　　　蔡三军　复旦大学附属肿瘤医院

编者　莫少波　复旦大学附属肿瘤医院

　　　王雪强　温州医科大学附属第二医院

　　　姚　颖　华中科技大学同济医学院附属同济医院

　　　姜　颖　上海市中医医院

　　　张永会　温州医科大学康复医学院

　　　陈镇燕　华中科技大学同济医学院附属同济医院

　　　孙　洁　华中科技大学同济医学院附属同济医院

　　　郭衍超　华中科技大学同济医学院附属同济医院

　　　岳田天　华中科技大学同济医学院附属同济医院

　　　张丕伟　华中科技大学同济医学院附属同济医院

　　　刘方奇　复旦大学附属肿瘤医院

　　　宋宏伟　上海市中医医院

　　　孙佳男　吉林大学白求恩第一医院

　　　王世彬　杭州市第一人民医院

　　　曾怡瑄　复旦大学附属肿瘤医院

　　　林国乐　北京协和医院

　　　于姗姗　吉林大学白求恩第一医院

　　　高显华　海军军医大学第一附属医院（上海长海医院）

　　　冯　赞　上海市第一人民医院

　　　刘　洋　《协和医学杂志》编辑部

彭俊杰，教授，博士生导师，主任医师，复旦大学附属肿瘤医院大肠癌综合治疗科主任。兼任中国临床肿瘤学会肿瘤营养治疗专家委员会委员、秘书，上海市抗癌协会大肠癌专委会候任主委等职务。

邹　海，副主任医师，复旦大学附属肿瘤医院，兼任《医药导报》杂志编委，iMeta 青年编委，入选中国药理学会科普专家，获得 2020 年上海市人才发展基金，2020 年上海市医苑新星青年医学人才培养资助计划资助。

蔡三军，教授，主任医师，复旦大学附属肿瘤医院大肠癌诊治中心主任、大肠癌多学科首席专家。兼任中国临床肿瘤学会肿瘤营养治疗专家委员会、结直肠癌专家委员会副主委等任职。荣获第三届国之名医·卓越建树奖等。

序

万德森

中山大学肿瘤防治研究所原所长

在医学科学日新月异的今天，结直肠癌的治疗虽然取得了显著的进展，但手术后的居家康复管理仍然是一个不容忽视的重要环节。作为大肠癌领域的长期研究者与实践者，我深感《结直肠癌术后居家健康手册》的出版，对于提升患者术后生活质量、促进康复进程具有重要意义。在此，我欣然为复旦大学附属肿瘤医院彭俊杰教授、邹海教授及蔡三军教授主编的这部力作撰写书序。

结直肠癌，作为消化系统常见的恶性肿瘤之一，其发病率在全球范围内持续上升，已成为威胁人类健康的重大公共卫生问题。随着手术技术、化疗、放疗及生物治疗等多学科综合治疗模式的不断发展，越来越多的患者得以延长生命、提高生活质量。然而，手术仅仅是治疗的一部分，术后的康复管理同样至关重要。如何科学有效地指导患者进行居家康复，成为摆在医学界面前的一项重要课题。

本书正是在这样的背景下应运而生。该书由彭俊杰教授、邹海教授及蔡三军教授领衔，汇聚了多家知名医疗机构的专家智慧，旨在为患者及其家属提供一份全面、系统、实用的居家康复指导。手册内容涵盖了结直肠癌的基础知识、术后体力活动与心理支持、术后饮食营养管理、术后常见并发症防治以及最新诊疗进展等多个方面，真正做到了"以患者为中心"。

首先，该书对结直肠癌的基本概念和预防措施进行了详尽的阐述，帮助患者及其家属建立正确的疾病认知，从源头上降低发病风险。其次，手册特别强调了结直肠癌术后体力活动与心理支持的重要性，通过科学的指导，鼓励患者积极参与体力活动，重建健康心理，提高生活质量。在饮食营养管理方面，手册不仅提供了详细的饮食建议，还针对常见的认识误区进行了纠正，帮助患者建立科学的饮食习惯，促进术后恢复。

此外，手册还深入探讨了结直肠癌术后常见并发症的防治策略，如感染、肠梗阻、造口并发症等，为患者提供了及时有效的应对措施的指导。同时，书中还介绍了结直肠癌诊疗的最新进展，如循环肿瘤DNA检测、基因检测、溶瘤病毒治疗等前沿技术，让患者及其家属对疾病的治疗充满信心。

主编团队在结直肠癌领域有着深厚的学术造诣和丰富的临床经验。他们深知患者术后康复的艰辛与不易，因此倾注了大量心血于本书的编写之中。从内容的精选到语言的锤炼，每一个细节都体现了他们对患者无微不至的关怀和对医学事业的高度责任感。

我相信，本书的出版，将为广大结直肠癌患者及其家属带来福音。它不仅是一本康复指导，更是一本心灵慰藉之书。希望每一位读者都能从中受益，以更加积极的心态面对疾病的挑战，早日回归健康美好的生活。

最后，我要向所有参与本书编写的专家学者表示衷心的感谢和崇高的敬意。你们的辛勤付出和无私奉献，将为结直肠癌的防治事业贡献重要力量。期待未来有更多类似的优秀作品问世，共同推动医学科学的进步与发展。

万德森

2025 年 1 月

前言

结直肠癌是一种常见的恶性肿瘤，其发病率逐年上升，严重影响着全球范围内人们的健康。结直肠癌的治疗需要多学科的协同努力，其中手术是常见的治疗方式之一。然而，手术仅仅是治疗的第一步，术后的管理与康复才是助力患者重返健康之路的关键。

我们编写这本关于结直肠癌术后管理的科普书籍，旨在为患者及其家人提供全面、可靠的信息，助力他们更好地理解、应对并最终战胜这一挑战。本书将探讨结直肠癌术后的多个方面，包括患者的体力活动、心理支持、营养干预、造口护理、中医药辅助、治疗与随访、自我管理等，旨在提供专业可靠且通俗易懂的指导，具有很强的实操价值，使患者及其家属都能够更加主动地参与康复过程，提高生活质量。

同时，术后管理阶段是涉及生理、心理、社会等多个层面因素的复杂过程。在这一过程中，患者不仅需要专业医疗团队的支持，还需要家人、朋友的陪伴和理解。随着医学科技的不断进步，结直肠癌的治疗方案也在不断地演变，但是患者及其家属对于术后管理往往存在许多疑虑和困惑。我们希望通过这本书，以平实而易懂的语言，回答患者关心的问题，解开他们心中的困惑，使他们更加理性地面对治疗的挑战，帮助他们更好地适应新的生活。

基于此，我们组建了由专业医生组成的科普团队，聚焦结直肠癌术后患者关心的问题，同时旨在扫除健康盲区、纠正健康误区。我们将以多学科交叉融合的思维和理念，用多维度、多角度的方式和方法为结直肠癌患者及其家属提供全方位的科普知识，提供最佳的科普服务。

最后，感谢复旦大学医学科普研究所医学科普创新项目的支持，感谢所有参与本书编写和出版的专家学者、医护人员及工作人员，是你们的坚持和专注，让这本书得以呈现在读者面前。同时，也感谢广大结直肠癌的患者及家属，是你们的需求和期待，让我们有了前行的动力。期待这本书能够为你们的健康之路带来一份光明和希望。

彭俊杰　邹　海　蔡三军

2025 年 1 月

目录

第二章

患者身心支持

第三章

患者饮食与营养

第四章

结直肠癌术后治疗与随访

参考文献

第一章

认识结直肠癌

1. 结直肠癌离我们并不遥远

结直肠癌，这个听起来就让人心头一紧的名字，其实是全球范围内相当常见的癌症之一。每年，全球大约有 100 万例新发的结直肠癌病例，而随着人口老龄化和生活方式的改变，这个数字还在逐年攀升。在中国，根据国家癌症中心 2022 年的最新报告，结直肠癌已经跃居第二大常见癌症，并且是第四大癌症相关的死亡原因。每年，中国有超过 40 万人被新诊断为结直肠癌，而因它失去生命的人数则约 20 万人。接下来让我们深入了解一下这个让人闻之色变的疾病——结直肠癌。

要聊起结直肠癌，得先弄明白什么是癌症。很多人一听到"癌症"两个字就被吓得不行，但其实癌症并没有那么神秘。简单来说，癌症就是一种恶性肿瘤，与正常组织相比是非正常组织，良性肿瘤也是非正常组织，但两者的不同在于恶性肿瘤具有浸润性和转移性，而良性肿瘤则通常局限且不会转移。恶性肿瘤细胞不仅生长迅速，还会侵犯周围的组织，甚至通过血液或淋巴系统转移到身体的其他部位，这就是咱们常说的"癌症转移"。

那么，结直肠癌又是什么呢？它其实就是发生在结肠或直肠黏膜上皮细胞的恶性肿瘤。人的大肠包括结肠和直肠，平均长度大约 150 厘米，其中直肠约占 15 厘米。结肠分为几个部分，从盲肠开始，然后是升结肠、结肠右曲、横结肠、结肠左曲、降结肠，最后到乙状结肠。这些部位都有可能发生结直肠癌。

结直肠癌也是多种多样的，根据它的外观和生长方式，可以分成溃疡型、肿块型和浸润型；根据发生的位置，还可以分为右半结肠癌和左半结肠癌。右半结肠癌包括盲肠癌、升结肠癌等，左半结肠癌则包括结肠左曲癌、降结肠癌等。直肠癌的发病率最高，这可能是因为粪便在直肠里待的时间比较长，增加了致癌物和直肠黏膜接触的时间。

结直肠癌的发生是多种因素共同作用的结果

说到结直肠癌的发病率，不得不提一下它的发展趋势。这几十年里，随着全球人口老龄化和生活方式的改变，结直肠癌的发病率逐年上升。在中国，这种情况也是愈发明显。所以，人们要对这个疾病多上点心，特别是那些容易得结直肠癌的人群。那么，哪些人容易患结直肠癌呢？结直肠癌的发生是遗传因素、生活习惯和饮食习惯等多种因素共同作用的结果。例如饮食习惯，有些人特别喜欢吃红肉，比如猪肉、牛肉、羊肉，还有火腿、培根这类加工肉制品。然而这些食物在烹饪或加工过程中可能会形成一些强致癌物，比如杂环胺和多环芳烃。高动物蛋白、高脂肪、低膳食纤维饮食也是结直肠癌的"帮凶"。在肠道中，膳食纤维能够吸收水分，使粪便变得更加柔软和膨胀，所以增加膳食纤维的摄入量会促进粪便体积的增大，有助于稀释肠道中的致癌物质的浓度；同时，膳食纤维促进肠道蠕动，加速排便，减少致癌物质与肠道黏膜的接触时间，从而降低结直肠癌的风险。所以，增加高膳食纤维食物的摄入量，让粪便量多起来，"运动"快起来，把致癌物质"冲"走！

除了饮食习惯，久坐不动的生活方式和肥胖症也是结直肠癌的"好朋友"。吸烟也是个不好的习惯，也会增加患结直肠癌的风险。为了健康，还是要尽早戒烟。年龄同样是不可忽视因素，80% 以上的结直肠癌发生在 50 岁以上的中老年人身上，而且年龄越大，患病风险越高。然而，年轻人也不要觉得自己年轻就能高枕无忧，因为近年来结直肠癌在年轻人群中的发病率也在增加。

家族遗传也是个不能忽视的因素。如果家族里有人得过结直肠癌，那你得结直肠癌的概率就会比正常人高很多。特别是那些有遗传病家族史的人，比如林奇综合征和家族性腺瘤性息肉病，风险就更高了。所以如果家族里有人得过这个病，一定要定期去医院做检查！另外，如果之前得过结直肠息肉或者溃疡性结肠炎等疾病，那你也得小心，因为这些疾病和结直肠癌可是"近亲"。

怎么判断是否罹患结直肠癌

讲了这么多导致结直肠癌的因素，那如何才能早期发现它呢？这个问题紧密关系到我们的生命健康。实际上早期发现结直肠癌并不难，关键是要重视它的早期表现。如果发现自己便血或者粪便带血，需要立即去医院检查，因为便血是结直肠癌最常见的表现之一。如果发现自己的大便习惯或者性状改变，比如大便次数增多、腹泻、便秘，或者粪便变稀、变形、变细，都需要赶紧去医院检查。然而有些时候结直肠癌在早期阶段是没有任何症状的，那该怎么办呢？此时定期进行筛查就显得特别重要了。对于一般人群来说，推荐 45 岁开始就可以进行筛查了。对于高危人群或有家族遗传史的人群，建议筛查的年龄提前，40 岁左右就开始筛查。结直肠癌早期的一些症状与痔疮和肠炎的症状很相似，比如便血、腹痛、腹泻、大便习惯和性状的改变等，所以如果出现这些症状，特别是经过较长时间的治疗仍无效或反复发作，那就要尽快到正规医院的肛肠外科就诊。

结直肠癌目前有哪些治疗手段

结直肠癌像潜伏在身体里的"暗中破坏者"，不声不响地就能给生活带来巨大挑战。它发病率高，还容易复发和转移，让人防不胜防。幸运的是，如今的医学发展越来越快，我们对抗结直肠癌的手段也在不断更新，从过去单一的手术治疗，发展到包括手术、化疗、放疗、靶向治疗、免疫治疗，以及中医中药治疗在内的多种治疗方法。接下来我们就聊聊这些治疗方法，让大家对结直肠癌的治疗有更全面的了解。

手术治疗是结直肠癌治疗的核心，说起结直肠癌的治疗，手术治疗肯定是绕不开的话题，是结直肠癌治疗的核心。对早期发现的患者来说，手术切除病灶就像是给身体来了一场大扫除，把恶性肿瘤这个坏家伙从身体中清扫出去，让患者有机会重新过上正常的生活。可手术治疗也不是那么简单的事情，它不光是要把肿瘤切掉，还得把可能被肿瘤影响到的周围组织和淋巴结都清理干净，这样才能降低其复发风险。现在医疗技术不断发展，手术方法也在不断进步。以往，传统的开腹手术是常见的治疗方式，但其较大的创伤和较慢的恢复速度，让许多患者在术后经历较长的康复期。如今，如腹腔镜手术和机器人辅助手术等微创手术，以其创伤小、恢复快、患者受罪少，大大缩短住院时间等显著优势，成为许多情况下的首选。然而，开腹手术与微创手术各有其独特优势和适用范围。开腹手术在处理某些复杂或特殊病例时，可能因其能够提供更直接的视野和操作空间而更为适用。而微创手术则在许多常见手术中，展现了其明显的优势。具体采用哪种手术方式，需严格依据患者的具体病情和手术需求，并结合医生丰富的专业知识和临床判断进行综合决策。这样的决策过程，旨在确保每位患者都能得到最合适、最有效的治疗方案。

当然，手术怎么做，还需要看肿瘤的情况和患者的身体状况。医生会综合考虑多种因素，比如肿瘤长在哪儿、有多大、分期怎么样，患者多大年纪、身体健康状况，还有肿瘤有没有转移到别的地方。这样才能制订出一个最合适的手术方案，既要把肿瘤切干净，又要保证患者安全，并在术后保持良好的生活质量。有时候，手术不是万能的，还得靠其他治疗手段来帮忙，比如在手术前或手术后采用放疗和化疗等辅助治疗技术帮助控制病情，消灭可能残留的癌细胞，减少复发的风险。

放疗：精准打击，消灭癌细胞。放疗，听起来就挺高大上的，其实它就是利用放射线来照射肿瘤组织，破坏癌细胞的DNA结构，让它们无法再生长和分裂。这样，癌细胞就被抑制住了，治疗的目的也就达到了。放疗可以是手术前后的辅助治疗，也可用于无法手术切除的肿瘤，或者缓解晚期患者的症状。对于直肠癌患者来说，术前放疗是一种效果较好的辅助治疗方法，它能让肿瘤变小，从而使得手术更容易达到切除干净的目标，提高保肛率；术后放疗能减少局部复发的风险，让患者活的更长久。随着放疗技术的进步，如立体定向放射治疗等新技术的应用，使得放疗的疗效和安全性都得到了提高。放疗计划的制订也是特别严谨的，需要放疗科医生根据精确的影像学检查结果来确定照射范围和剂量，这样才能最大限度地消灭肿瘤，同时保护正常组织不受伤害。

化疗：全面围剿，杀死癌细胞。化疗，这个名字听起来就挺让人害怕的，但其实它就是利用化学药物来杀死癌细胞或抑制其生长和扩散。对于早期结直肠癌患者来说，化疗通常作为手术的辅助治疗，而对于晚期患者来说，化疗可能就是主要的治疗手段。化疗药物有很多种，可以单独用，也可以联合用。常用的有氟尿嘧啶及其衍生物（如卡培他滨）、奥沙利铂、伊立替康等。这些药物进入人体后，能够随着血液循环到达全身各处，对癌细胞进行全面围剿。不过，化疗药物也会对人体产生一些副作用，比如恶心、呕吐、脱发等，所以医生会根据患者的具体情况来制订个性化的化疗方案，尽量减轻这些副作用，提高治疗效果。

靶向治疗：精准制导，直击癌细胞。靶向治疗，这是个新鲜玩意儿，跟传统的化疗不一样，不是全面攻击体内所有分裂活跃的细胞，而是精准地针对那些促进肿瘤生长的关键分子。这样就能实现对肿瘤的精确打击，避免误伤正常细胞。在结直肠癌领域，目前常用的靶向治疗药物包括表皮生长因子受体拮抗剂、血管内皮生长因子抑制剂等。这些药物能够干扰癌细胞的生长信号通路，阻断血管生成和营养物质供应，从而抑制肿瘤生长和扩散。对于晚期患者来说，这是个新希望，特别是对那些对传统化疗反应不佳或不耐受的患者来说，靶向治疗可能就是他们的救命稻草。

免疫治疗：调动自身力量，对抗癌细胞免疫治疗，是结直肠癌治疗的新前沿。它不是直接攻击癌细胞，而是通过调节免疫系统，让免疫系统更有效地识别和消除癌细胞。这就像是给身体里的免疫系统打了鸡血，让它更有劲儿地去对付癌细胞。在结直肠癌的研究和治疗中，免疫治疗已经成为一个充满希望的分支。特别是对于那些癌细胞有特定遗传特征的患者来说，免疫治疗可能就是个不错的选择。这些遗传特征意味着癌细胞的 DNA 修复机制存在缺陷，导致癌细胞表面可能出现多种异常蛋白，这些异常蛋白就像是靶子，能被免疫系统识别并攻击。

目前，免疫治疗中应用最广泛的药物类别是程序性死亡受体 1/ 程序性死亡受体配体 1 抑制剂和细胞毒性 T 淋巴细胞相关抗原 4 抑制剂。这些药物能够阻断癌细胞用来逃避免疫系统监控的信号通路，帮助免疫系统中的 T 细胞恢复对癌细胞的识别和攻击能力。这样一来，癌细胞就无处遁形了！

中医中药治疗：调和阴阳，提升生活质量。除上面那些治疗方法外，中医中药治疗也在结直肠癌的治疗中发挥着重要作用。中医讲究的是调和人体的阴阳平衡，强化身体的自然防御机制，从而提升患者的生活质量。对于结直肠癌患者来说，中医治疗能够缓解放化疗可能带来的不良影响，提升患者的日常生活质量。中药治疗结直肠癌常采用多种给药形式，包括传统的汤剂、现代的中药注射液，还有便捷的中药颗粒等。这些药物都是根据患者的具体情况和病情来配制的，能够针对患者的不同症状进行对症治疗。而且，中药治疗的副作用也比较小，患者更容易接受。

营养支持治疗：补足能量，助力康复。在结直肠癌的治疗过程中，患者的营养状态也是至关重要的。因为患者在治疗过程中往往会出现食欲不振、消化吸收不良等问题，导致患者营养摄入不足。而营养不足又会影响患者的免疫力和治疗效果，所以提供充足的营养支持是治疗计划中不可或缺的环节。医生会根据患者的具体情况和疾病阶段来制订个性化的营养计划。

这个计划会包括精心设计的膳食建议、补充口服营养品以及在必要时通过静脉供给营养。这样一来，就能确保患者在治疗过程中营养跟得上，获得足够的能量以支持身体对抗癌细胞。对于晚期结直肠癌患者来说，恰当的营养支持措施更显得尤为重要。因为晚期患者往往已经出现了恶病质和营养不良的情况，如果不及时补充营养，就会影响患者的生存期和生活质量。医生还会根据患者的实际情况来灵活调整营养支持方案，确保患者能够得到足够的营养支持，以助力康复和提高生活质量。

综合治疗：多管齐下，效果更佳。说了这么多治疗方法，其实最重要的还是要根据患者的具体情况来制订个性化的治疗方案。因为每个患者的情况都是独特的，所以治疗方案也需要量身定制。医生会根据肿瘤的阶段、特性、患者的整体健康状况以及治疗的可行性等因素来综合考虑，制订出一个最适合患者的治疗方案。这个治疗方案可能会包括手术、化疗、放疗、靶向治疗、免疫治疗、中医中药治疗以及营养支持治疗等多种方法。综合上述的这些方法，相互配合，多管齐下，共同对抗癌细胞。这样一来，就能最大化保证治疗效果，同时尽量减少治疗带来的负担。

2. 预防结直肠癌是一个系统工程

在探讨如何有效预防结直肠癌这一话题之前，我们先来了解一下这个疾病的背景。结直肠癌是一个由多种因素交织而成的健康问题，它的发生并非一蹴而就，而是遗传因素、生活习惯、饮食习惯及环境因素等长期相互作用的结果。尤其值得注意的是，绝大多数结直肠癌都是由结直肠息肉缓慢演变而来，这一过程往往历时5～10年。导致结直肠癌发生的影响因素，以及这漫长的时间窗口，为我们提供了宝贵的预防机会，让我们有机会通过一系列的措施，将这一健康威胁扼杀在摇篮之中。

养成良好的生活习惯是预防结直肠癌的第一道防线

吸烟是潜藏的健康杀手，它在无声中加剧罹患结直肠癌的风险。因此，尽早戒烟不仅是对自身健康的负责之举，也是一个明智而深远的健康投资。同样，饮酒与结直肠癌的发生也密切相关，减少或避免饮酒，是维护肠道健康、降低癌症风险的重要措施。鉴于酒精对健康的潜在危害，限制酒精摄入是保护自身健康的关键一步。此外，避免过度劳累和熬夜，保持规律的作息，让身体得到充分的休息和恢复，也是预防结直肠癌不可或缺的一部分。

饮食习惯的调整至关重要

在快节奏的现代生活中，餐桌上常见的高脂肪食物，如油炸食品、肥肉，以及过量的红肉和加工肉类，被认为是增加结直肠癌风险的"催化剂"。相比之下，多吃富含膳食纤维的食物，如全谷物、蔬菜和水果，有助于维护肠道健康。为了营养均衡，应减少不健康的高脂、高饱和脂肪及过量动物蛋白摄入，同时增加高膳食纤维食物的摄入比重，促进整体健康。同时，对于那些油炸、烧烤、熏制和腌制食品，以及方便快捷的外卖，我们也要保持警惕，尽量少吃或不吃。这些食物不仅营养不均衡，还可能含有对人体有害的物质，长期食用无疑会增加患癌的风险。

适当的运动必不可少

预防结直肠癌不能单靠饮食和生活习惯的调整，适当的体育运动也是必不可少的。体育运动不仅能够保持良好的身体状态，提高免疫力，增加抗病能力，还能促进肠道蠕动，减少便秘的发生，从而降低结直肠癌发生的可能。无论是散步、慢跑、游泳还是瑜伽，只要是你喜欢的运动方式，都能够为你的健康加分。

定期的筛查和体检举足轻重

结直肠息肉作为结直肠癌的"前身"，在没有发生癌变时通常没有任何症状。因此，定期进行结肠镜筛查，及时发现并摘除息肉，是预防和早期发现结直肠癌的关键。

对于那些存在结直肠癌高危因素的人群，如长期高动物蛋白、高脂肪、低膳食纤维饮食，食用大量红肉和加工肉类，经常食用油炸、腌制、熏制食品，长期吸烟，肥胖，以及久坐不动者，应该提早进行结肠镜检查，并且每3～5年复查一次。对于已经发现结直肠息肉或有结直肠癌个人史的人来说，定期复查结肠镜是至关重要的，以便及时监测息肉或病情的变化。同时，对于有结直肠癌家族史的高危人群，也应提早开始并定期进行结肠镜检查，以预防或早期发现疾病。在发现结直肠息肉后，及时摘除并定期复查是至关重要的。根据息肉的大小和性质，医生会给出不同的处理建议。一般来说，直径小于5毫米的息肉通常不需要切除，定期复查结肠镜检查即可。而直径大于等于5毫米的息肉，则建议切除以绝后患。特别是直径在20毫米以上的息肉，癌变的风险极高，需要立即切除，切勿拖延观察时间，以免错失最佳治疗时机。

除了对息肉的密切关注和处理，及时治疗肠道的各种良性疾病也是预防结直肠癌的重要一环。如溃疡性结肠炎和结直肠血吸虫病等疾病，由于慢性炎症对肠道的反复刺激，可能会诱发肠道黏膜癌变。因此，一旦患上这些疾病，要积极治疗并定期复查结肠镜，以防万一。

在结直肠癌的预防中，我们还需要警惕一个常见的误区——将结直肠癌误诊为肠炎或痔疮。由于这类疾病有时也会出现与结直肠癌类似的症状，如便血、腹泻、腹痛等，因此很容易被患者忽视或被医生误诊。许多患者在出现这些症状时，往往自以为是"小毛病"，自行购买药物对付，从而耽误了病情。即使到医院就诊，如果医生仅凭症状判断而不进行相应的检查，误诊率也很高。据统计，85%的早期结直肠癌患者初次就诊时被误诊为患有肠炎、痔疮等疾病。为了避免这种误诊和漏诊的情况发生，我们在出现上述不适症状时，特别是经过较长时间的治疗仍无效或反复发作时，应及时到正规医院肛肠外科就诊。医生会通过直肠指诊和结肠镜检查等手段，对肠道进行全面的检查和评估，以准确诊断病情。直肠指诊是一种简单而有效的检查方法，医生可以通过触摸肛门和直肠内部，发现是否存在异常肿块或息肉等病变。而结肠镜检查则是目前诊断结直肠癌最准确的方法之一，它可以直接观察肠道内部的情况，发现微小的病变并及时进行处理。

那么，哪些人需要做结肠镜检查呢？一是便血、黑便、粪便隐血试验阳性者；二是大便有黏液、脓血者；三是大便次数多、粪便不成形、腹泻、粪便变细变形者；四是近期出现的排便困难或大便不规律者；五是长期腹痛腹胀、慢性便秘、慢性结肠炎久治不愈者；六是不明原因的体重减轻、贫血、腹部包块、癌胚抗原升高者；七是曾患过血吸虫病、溃疡性结肠炎等疾病者；八是有结直肠癌家族史者；九是有结直肠息肉家族史者；十是45岁以上的人群。

总之，预防结直肠癌是一个系统工程，需要我们从生活习惯、饮食习惯、体育运动、定期筛查体检等多个方面入手。只有将这些措施有机地结合起来，才能构建起一道坚实的防线，将结直肠癌这一健康威胁拒之门外。同时，我们也要提高警惕，及时发现并处理肠道的异常症状，避免误诊和漏诊的情况发生。只有这样，我们才能够拥有一个健康、快乐的肠道，享受美好的生活。

3. 结直肠癌诊疗技术展望

结直肠癌的诊疗有哪些新进展

结直肠癌的发病率不断攀升，且呈现年轻化趋势，这使得结直肠癌的防治工作成为医学界关注的焦点。幸运的是，随着科技的飞速发展，我们在结直肠癌的诊疗方面取得了诸多新进展，为患者点亮了希望之光。

近年来，结直肠癌的研究领域出现了一颗璀璨的新星——循环肿瘤 DNA（circulating tumor DNA，ctDNA）。这项技术如同一双敏锐的眼睛，能够洞察患者体内微小的肿瘤残留。当我们谈论 ctDNA 时，不得不提及另一个重要概念——分子残留病灶（molecular residual disease，MRD）。MRD 是指患者在接受根治性治疗后，虽然影像学技术无法发现肿瘤的复发，但体内仍存在的少量癌细胞。这些癌细胞如同潜伏的敌人，随时可能卷土重来。而 ctDNA 正是我们捕捉这些"漏网之鱼"的有力工具。

ctDNA 是存在于肿瘤患者外周血中的 DNA 片段，它们来源于凋亡或坏死的癌细胞。通过分析患者血液中的 ctDNA，医生可以获取关于肿瘤的重要信息，如突变的类型、数量和变化趋势。这种检测方法不仅为患者提供了更为便捷的诊断途径，还为医生制订个体化治疗方案提供了有力支持。想象一下，仅仅通过一管血液，就能实时掌握肿瘤的动态，这是何等的神奇与便捷！

除了 ctDNA 这一新技术，基因检测在结直肠癌的诊疗中也发挥着举足轻重的作用。国内外指南及专家共识明确指出，晚期转移性结直肠癌患者应进行一系列基因检测，包括 *KRAS/NRAS* 突变、*BRAF* 突变、MSI 检测、*PIK3CA* 突变、*NTRK* 融合、*HER-2* 扩增等。这些检测项目如同一张精密的网，能够捕捉到肿瘤的分子特征，从而为医生提供精准的治疗指导。

基因检测，如今广泛应用的二代测序（next-generation sequencing），也被叫做 NGS，相较于第一代测序技术（Sanger 测序法），具有显著的优势。它更快速、高通量，能够同时检测数百种基因的各种变异。在面对形态学诊断存在争议的复杂病例时，NGS 如同一位侦探，能够最大程度地协助医生发现有价值的治疗靶点和预后标志物。此外，NGS 在低丰度突变的检测方面展现出了卓越的性能，它不仅所需样本量少，而且灵敏度极高。这一特点使得患者在检测时更加便捷，同时也显著提升了诊断的准确性，为医生提供了更为可靠和精准的遗传信息，有助于医生为患者制定更合适的治疗方案。

在临床应用中，NGS 的精准检测如同一位贴心的助手，全程追踪结直肠癌患者的病情发展。它为医生和患者提供实时、准确、有效的早期诊断信息，指导靶向治疗和化疗用药。通过基因检测，医生可以了解肿瘤的分子特征，从而选择更加有效的治疗策略。这种个性化的治疗方案不仅提高了治疗的针对性，还大大提升了疗效。对于患者而言，这无疑是一份宝贵的生命礼物。

在结直肠癌的治疗过程中，耐药现象是一个令人头疼的问题。然而，基因检测却能够帮助医生找到可能导致耐药的基因突变。这就像是一把钥匙，能够打开治疗困境的大门，让医生能够及时调整治疗方案，从而延缓疾病进展。这一发现对于患者辅助治疗的决策至关重要，有助于提高治疗的有效性，减少不必要的药物副作用，降低医疗成本。

基于基因检测结果，目前我们已经发现了多个常见的治疗靶点及对应的药物。例如，表皮生长因子受体（epidermal growth factor receptor，EGFR）是一个重要的治疗靶点，针对这一靶点人们研发出了西妥昔单抗和帕尼单抗等药物。这些药物能够像精准的导弹一样，直击癌细胞，抑制其生长和扩散。

除了 EGFR，血管内皮生长因子及血管内皮生长因子受体等也是重要的治疗靶点。针对这些靶点人们研发出了贝伐珠单抗、雷莫芦单抗等单克隆抗体药物，以及瑞戈非尼、呋喹替尼等小分子酪氨酸激酶抑制剂。这些药物通过不同的机制，共同作用于癌细胞，发挥治疗作用。

此外，人表皮生长因子受体 2（HER-2）、神经营养原肌凝蛋白受体激酶（NTRK）以及 BRAF V600E 突变等也是重要的治疗靶点。针对这些靶点，我们研发出了曲妥珠单抗、帕妥珠单抗、拉罗替尼、恩曲替尼以及维莫非尼、康奈非尼等药物。这些药物的出现，为结直肠癌患者提供了更多的治疗选择。

值得一提的是，近年来免疫疗法在结直肠癌的治疗中也取得了显著的突破。通过 NGS 检测，我们可以明确肿瘤突变负荷、微卫星不稳定性（microsatellite instability，MSI）及错配修复基因的情况。如果患者满足特定条件，如肿瘤突变负荷较高、微卫星不稳定性为高度不稳定（high-level microsatellite instability，MSI-H）或错配修复缺陷（mismatch repair deficiency，dMMR），那么肿瘤免疫治疗对患者的疗效可能较好。已有的临床试验结果显示，对于 MSI-H/dMMR 型转移性结直肠癌而言，免疫检查点抑制剂治疗效果非常显著。这一发现为晚期结直肠癌患者带来了新的希望。

未来，随着科学技术的不断发展和进步，结直肠癌患者将能够更全面地了解自己肿瘤的分子特征，从而实现更加个体化、精准的治疗。同时，MRD、NGS 等新技术在筛选潜在的治疗靶点、预测疾病进展和指导治疗方案等方面将发挥越来越重要的作用，为结直肠癌患者的治疗带来更加光明的前景。

循环肿瘤 DNA：结直肠癌管理的新"利器"

在与癌症这场没有硝烟的战斗中，研究者们一直在寻找能够更早、更准确地发现敌人（癌细胞）踪迹的方法。近年来，循环肿瘤 DNA（ctDNA）和分子残留病灶（MRD）检测成为癌症管理领域的热门话题。它们就像是侦探手中的高科技设备，帮助医生追踪癌细胞的行踪，评估治疗效果，甚至预测复发的风险。接下来，让我们一起揭开它们的神秘面纱，看看它们是如何在癌症管理中发挥作用的。

想象一下，你的身体里有一条条河流，那就是我们的血管。这些血管里流淌着的，不仅仅是血液，还可能有来自癌细胞的"秘密信息"——ctDNA。当癌细胞发生凋亡或坏死时，它们的 DNA 片段就像是被风吹散的树叶，飘落到血液中。更神奇的是，有些癌细胞还会主动分泌这些 DNA 片段，仿佛是在向外界传递某种信号。这些 DNA 片段，就是我们所说的ctDNA，它们携带着癌细胞的遗传学特征，比如基因突变、DNA 甲基化、基因扩增或基因重排等。

ctDNA 的长度一般有 132 ~ 145 个碱基对，虽然它们的存在时间很短暂，半衰期通常不超过 2 小时，但它们携带的信息量却不容小觑。通过检测这些 ctDNA，医生可以获取到关于肿瘤的宝贵信息，从而进行肿瘤筛查、伴随诊断、疗效评估及预后风险分层。这就像是通过解读一封加密的信件，揭示癌细胞的真实面目。

那么，如何获取这些珍贵的 ctDNA 样本呢？这就需要一系列精心设计的采集和保存步骤。首先，需要使用特制的抗凝管来采集血液样本，这些抗凝管内含有细胞膜稳定剂。细胞膜稳定剂能够保护血细胞，防止其在处理过程中破裂，从而避免细胞内 DNA 释放到血液中造成样本污染。同时，这也间接减少了循环游离 DNA 的降解，提高了样本的质量和检测结果的准确性。采集的血量一般为 10 ~ 20 毫升，这个量对于大多数人来说都是可以轻松接受的。采血后，要立即轻柔地颠倒采血管 8 ~ 10 次，确保稳定剂和血液充分混合，避免血液凝固或溶血的发生。样本在运输过程中应维持在 2 ~ 8℃的环境温度，这是为了避免温度过高导致样本中的 DNA 降解。然后，这些宝贵的血液样本就要被尽快送往检测实验室了。

在实验室里，研究者们会小心翼翼地进行血浆分离和 ctDNA 提取等工作。这些步骤就像是在微观世界里进行的一场精细的手术，需要极高的技术和耐心。提取出的 ctDNA 会被送到高通量测序平台进行测序，这个过程就像是用一台超级显微镜来观察 ctDNA 的每一个细节。测序完成后，生成的数据还需要进行生物信息学分析，以识别出与肿瘤相关的基因变异。这就像是在一堆乱码中找出隐藏的规律，需要强大的计算能力和专业的分析技能。

整个 ctDNA 检测的过程就像是一场紧张的侦探游戏，从样本采集到结果输出，每一个环节都至关重要。而这个过程的时间长短，也会受到多种因素的影响，比如样本的运输和处理时间、实验室的工作负荷、测序平台的选择以及数据分析的复杂性等。因此，不同实验室和检测服务提供商可能会有不同的工作流程和时间安排。但无论如何，最终的目标都是为了能够更准确地了解肿瘤的情况，为患者制订更合适的治疗方案。

说完了 ctDNA，我们再来聊聊它的"搭档"——MRD。分子残留病灶（MRD）这个概念听起来有些复杂，但其实很好理解。就像是我们打扫房间时，虽然表面上看起来已经干净了，但角落里可能还藏着一些灰尘和细菌。同样地，癌症患者经过初步治疗（如手术、化疗、放疗或靶向治疗等）后，虽然传统临床检测方法（如影像学检查和病理学检查）未能发现明显的肿瘤组织，但患者的体内可能仍然存在着极微量但具有生物学活性的癌细胞或肿瘤标志物。这些就是MRD。

MRD的存在就像是一个潜伏的定时炸弹，随时可能引起癌症的复发。因此，检测MRD对于评估治疗效果、预测复发风险以及指导后续治疗策略具有重要意义。而MRD的检测通常依赖于液体活检技术，特别是基于ctDNA的检测。通过高通量测序等技术，我们可以在血液中检测到这些肿瘤标志物，从而评估MRD的存在。

在结直肠癌等癌症的管理中，ctDNA-MRD的检测已经显示出良好的应用前景。想象一下，如果医生能够更早地识别出患者可能的复发转移风险，那么就可以及时调整治疗方案，提高患者的生存率和生活质量。这正是ctDNA-MRD检测所带来的希望。然而，要实现这一点并不容易。ctDNA-MRD检测的标准化、临床验证以及成本效益分析仍然是当前研究和临床应用中需要解决的问题。但随着技术的不断进步和临床研究的深入，我们有理由相信，MRD检测有望成为癌症管理中的重要工具。

特别是在结直肠癌患者的术后监测中，ctDNA-MRD检测的采血时间点更是一个关键的决策因素。这就像是在玩一场与时间赛跑的游戏，我们需要选择一个最佳的时间点来进行采血检测，以便能够更准确地评估患者的预后和复发风险。根据目前的研究和指南建议，初次采血的最佳时间通常是术后 2 ~ 4周。在这个时间点进行 ctDNA-MRD 检测，可以帮助医生判断患者是否需要辅助治疗或者选择合适的治疗方案。而在辅助治疗期间和完成后定期进行 ctDNA-MRD 检测，则可以监测治疗效果、评估患者对治疗的反应以及作为评估患者复发风险和预后的依据。

当然，ctDNA-MRD 检测的具体时间和频率并不是一成不变的。医生会根据患者的具体情况、治疗计划以及临床指南的建议来综合考虑。毕竟，每个患者的情况都是独一无二的，就像每个人的指纹一样。因此，在制订检测方案时，医生要充分考虑患者的个体差异和临床需求。

在癌症的复杂迷宫里，研究者们一直在寻找那把能够解锁治疗秘密的钥匙。近年来，循环肿瘤 DNA（ctDNA）与分子残留病灶（MRD）检测的出现，为结直肠癌的管理带来了前所未有的希望。它们如同两束光，照亮了癌症治疗的黑暗角落，让我们得以更深入地了解狡猾的敌人。

首先，让我们来聊聊 ctDNA 与 MRD 检测的两大技术流派。想象一下，你正站在一个分岔路口，一边是肿瘤知情分析策略（Tumor-informed assays），另一边是肿瘤不知情分析策略（Tumor-uninformed assays）。Tumor-informed assays 需要提供原发肿瘤组织作为"身份证"，通过对它进行测序，来找到那些潜藏在血液中的肿瘤 DNA 片段。而 Tumor-uninformed assays 则更加直接，它不需要知道原发肿瘤的信息，直接对血液样本进行 ctDNA-MRD 检测，就像是在血液中进行一场"寻宝游戏"。

接下来，我们不得不提的是 ctDNA 与传统肿瘤标志物的关系。在传统肿瘤标志物中，癌胚抗原（carcinoembryonic antigen，CEA）就像是一位老将，它在某些情况下仍然发挥着不可替代的作用。然而，ctDNA 这位新兴之秀，以其独特的优势，在肿瘤的早期诊断、治疗监测和个性化医疗中崭露头角。当这两者携手并肩时，它们能够为临床提供更全面、更准确的肿瘤信息，仿佛是为医生装备了一双"透视眼"。

那么，ctDNA 检测能否在结直肠癌早期筛查中大放异彩，甚至替代我们熟知的结肠镜检查呢？答案是：它虽有潜力，但尚需时日。结肠镜检查，这位结直肠癌筛查的"金标准"，能够直接观察结肠内部，进行活检以确诊癌症。然而，它的侵入性让许多患者望而却步。ctDNA 检测则提供了一种非侵入性的替代方案，但它在早期筛查中的敏感性和特异性仍需进一步验证。目前，ctDNA 检测在早期癌症的检出率和准确性方面，还无法与结肠镜检查相媲美。但未来，随着技术的不断进步，ctDNA 检测有望成为结肠镜检查的辅助手段，帮助识别需要进一步结肠镜检查的患者。

说到 ctDNA 检测对结直肠癌治疗的影响，那可真是不小。它就像是一个"智囊团"，在治疗决策、治疗效果评估、复发风险预测以及耐药性监测等方面都发挥着重要作用。你是一位将军，在面对结直肠癌这个狡猾的敌人时，你需要制订一套精准的攻击策略。而 ctDNA 检测，就是你的"情报员"，它能够告诉你敌人的弱点在哪里，哪些武器最有效。比如，在转移性结直肠癌中，ctDNA 中的基因变异就可以作为预测抗表皮生长因子受体治疗效果的重要生物标志物。这样一来，你就可以根据"情报"调整战术，实现个性化治疗，让治疗更加精准有效。

当然，ctDNA 检测的作用远不止于此。它还可以评估治疗效果，预测复发风险，甚至监测耐药性。就像是一位"监控员"，时刻关注着治疗进展和病情变化。结直肠癌患者术后 ctDNA 阳性与复发风险高度相关。因此，通过连续的 ctDNA 分析，医生可以及时发现复发迹象，调整治疗方案，从而提高患者的生活质量，延长患者生存期。

在 MRD 检测的结果判读上，也需要保持谨慎和客观。ctDNA-MRD 阳性患者的复发风险确实较高，但这并不意味着一定会复发。肿瘤复发受到多种因素的影响，包括肿瘤的生物学特性、患者的整体健康状况等。因此，对于 MRD 阳性的患者，医生会综合考虑各种因素，制订个性化的治疗策略。同样地，持续 MRD 阴性的患者也不能掉以轻心，虽然复发风险相对较低，但仍然需要定期复查和监测，以确保病情的稳定。

展望未来，ctDNA 检测在结直肠癌领域的发展前景可谓是一片光明。首先，技术标准化和优化是必然趋势。为了提高检测的准确性和一致性，研究者们将致力于开发标准化的检测流程和优化现有技术，包括改进样本处理、提高测序深度等方面。想象一下，未来的 ctDNA 检测就像是一台"超级显微镜"，能够更准确地捕捉到肿瘤的蛛丝马迹。其次，ctDNA 检测有望在早期筛查和诊断中发挥重要作用。通过提高检测的灵敏度，它可以在无症状人群中发现癌症的早期存在。这就像是在敌人还未露出獠牙之前，就将其一举歼灭。这将大大提高治疗成功率，让患者有更多的机会战胜癌症。

此外，ctDNA 检测还将推动个性化治疗和精准医疗的发展。通过分析 ctDNA 中特定的基因变异，医生可以预测患者对特定药物的反应，从而选择最合适的治疗方法。这就像是为每位患者量身定制了一套"治疗方案"，让治疗更加精准有效。同时，ctDNA 检测还可以动态监测治疗效果和复发风险。通过连续监测 ctDNA 水平的变化，医生可以及时调整治疗方案，控制疾病复发。这就像是一位"贴身保镖"，时刻关注着患者的病情变化，确保治疗的有效进行。

在评估结直肠癌治疗后的 MRD 方面，ctDNA 检测也显示出巨大潜力。通过检测治疗后患者血液中的 ctDNA 水平，可以预测患者是否有残留的癌细胞。这将为医生提供重要的参考信息，指导后续治疗策略的制订。当然，随着 ctDNA 检测技术的发展，我们还需要关注其在健康经济学方面的影响。评估 ctDNA 检测的成本效益，以及如何将其整合到现有的医疗体系中，将是未来发展的重要方向。研究者们要在保证检测质量的前提下，降低检测成本，让更多的患者能够受益于这项技术。此外，未来的 ctDNA 检测可能会与其他生物标志物、影像学检查和临床数据相结合，形成多模态数据整合的诊断和治疗模型。这将为医生提供更全面、更准确的肿瘤信息，从而制订更精确的治疗决策。想象一下，未来的癌症治疗就像是一场"多兵种联合作战"，各种技术手段齐上阵，共同对抗狡猾的敌人。

随着 ctDNA 检测技术的成熟和验证，其在全球范围内的临床应用也将得到推广。这将包括在不同种族、地区和医疗条件下的适用性和有效性研究，以及相关的政策和法规制定。我们期待着这一天，让 ctDNA 检测成为全球癌症患者共同的福音。

溶瘤病毒在结直肠癌治疗中的进展

在癌症治疗的广阔天地里，研究者们一直在寻找那些能够精准打击癌细胞，同时又不伤害正常细胞的神奇武器。近年来，一种应用溶瘤病毒的治疗方法逐渐走进了人们的视野，为结直肠癌等癌症的治疗带来了新的希望。

有一种病毒，它像是一支训练有素的特种部队，能够精准地识别并消灭癌细胞，而对周围的正常细胞却秋毫无犯。这种听起来像是科幻小说里的情节，其实就是溶瘤病毒的工作模式。溶瘤病毒，顾名思义，就是一种能够溶解、破坏癌细胞的病毒。

溶瘤病毒（oncolytic virus，OVs）具有一种特殊能力，它们能够"认出"癌细胞并在里面繁殖，最终导致癌细胞的死亡，而对正常的细胞则没有伤害。这些病毒就像是一支专门针对癌细胞的"特种部队"，它们可以精确地找到并消灭敌人，同时保护无辜的平民。这种疗法听起来就像是小说里的情节，但实际上，已经有超过 70 项临床试验在探索这种治疗方法的潜力。溶瘤病毒主要分为两大类：一类是天然存在的病毒，比如呼肠孤病毒、新城疫病毒、以及某些特定类型的肠道病毒（如某些具有溶瘤活性的肠病毒株）和麻疹病毒等；另一类则是经过研究者们巧妙改造的转基因病毒，这些改造使得病毒能够更有效地找到癌细胞并在里面繁殖。

结直肠癌作为一种常见的癌症，尤其是当它转移到肝脏时，治疗难度会大大增加。传统的治疗方法，如手术、化疗和放疗，虽然在一定程度上能够控制病情，但往往也会给患者带来不小的副作用。而溶瘤病毒的出现，为结直肠癌的治疗提供了一种全新的思路。

溶瘤病毒治疗结直肠癌的机制，可以说是一场精心策划的"病毒特攻队"行动。当溶瘤病毒进入肿瘤组织后，它们就像是一个个唤醒信号，告诉身体里的免疫细胞："嘿，这里有敌人！"原本在肿瘤周围的免疫细胞被激活，开始更加积极地对抗肿瘤。被病毒感染的癌细胞会发出"危险信号"，吸引更多的免疫细胞来到肿瘤处，加入战斗。而当溶瘤病毒在癌细胞内繁殖并最终导致这些细胞破裂时，包括肿瘤蛋白等癌细胞的内容物被释放。这些内容物就像是从敌人那里缴获的情报，被免疫细胞捕获并用来训练更多的免疫战士，特别是那些能够精准打击癌细胞的 CD8$^+$ T 细胞。这样，溶瘤病毒不仅直接杀死了癌细胞，还激发了身体的免疫反应，形成了对癌细胞的长期监控和打击。

为了让这场"病毒特攻队"行动更加有效，研究者们对溶瘤病毒进行了一系列的"升级改造"。他们可能会给病毒添加一些特殊的基因，让病毒能够产生特殊的细胞因子。这些细胞因子就像是战场上的特种武器，能够进一步增强免疫反应，帮助身体更有效地对抗肿瘤。通过这样的改造，溶瘤病毒的治疗效果得到了显著的提升。

那么，这些神奇的溶瘤病毒是如何进入身体，找到并消灭结直肠癌细胞的呢？这就涉及溶瘤病毒的给药途径。我们有一支特殊的"病毒小队"，它们的任务是进入身体，找到并消灭结直肠癌细胞。为了做到这一点，我们有几种不同的方法来"部署"这支小队。

首先，口服给药是一种看似简单的方法。就像我们吃糖一样，有些病毒可以通过口服的方式进入身体。然而，就像某些物质在特定环境下会发生性质变化一样，一些病毒在进入胃肠道后，面对酸性环境和消化酶的作用，可能会失去其活性或功能，从而无法发挥预期的作用。而且，如果病毒通过食物或空气传播，可能会带来一些安全问题。因此，口服给药虽然方便，但在实际应用中还存在一定的限制。

静脉给药确实是一种广泛采用的给药方式，它类似于静脉输液，能够直接将病毒制剂注入血液系统。这种方式的优势不仅在于操作便捷、迅速，更重要的是，它能确保病毒载体迅速且广泛地进入血液循环中。之所以强调进入血液循环的重要性，是因为肿瘤组织通常具有丰富的血管网络，以满足其快速生长对营养和氧气的巨大需求。这意味着，通过血液循环，溶瘤病毒能够更有效地被送到这些血供丰富的肿瘤部位，从而增加与癌细胞接触并感染它们的机会，进而发挥其溶瘤作用。因此，静脉给药是确保溶瘤病毒能够准确、高效地到达目标肿瘤组织的一种有效途径。然而，就像其他药物一样，静脉给药的病毒不会只去它们应该去的地方。有时候，我们体内的抗体会"拦截"这些病毒，阻止它们到达目的地。因此，为了确保有足够的病毒到达肿瘤，我们可能需要增加病毒的剂量。

再来看放射介入给药，这种方法就像是使用一个精确的导航系统，把病毒直接送到肿瘤的"家门口"。它有两种主要的方式：动脉介入给药和直接在肿瘤部位给药。动脉介入给药就像是把病毒放在一个"快车"上，直接送到肿瘤那里。由于给药的血管和肿瘤的空间范围有限，这种方法可以避免病毒被抗体拦截或误伤其他正常细胞。而直接在肿瘤部位给药，例如用注射器把病毒直接注入肿瘤，这样可以使其在肿瘤内部迅速"扩散"。这种方法的优势在于能够确保病毒准确地到达肿瘤部位，提高治疗效果。

最后，还有一种非常创新的给药方法——体细胞作为载体给药。这种方法就像是把病毒"藏"在患者自己的细胞里，然后让这些细胞带着病毒去攻击肿瘤。研究者们正在研究使用免疫细胞等作为载体，这种方法在动物实验中已经显示出了很好的效果。体细胞作为载体给药的优势在于能够避免病毒被体内的免疫系统识别并清除，同时还能够确保病毒准确地到达肿瘤部位。

这些给药途径就像是不同的战术，每种方法都有其优势和挑战。研究者们正在不断研究和改进这些方法，以确保我们的"病毒小队"能够尽可能有效地对抗结直肠癌。

随着科学技术的不断进步，溶瘤病毒治疗结直肠癌的临床研究也取得了令人鼓舞的进展。在一项针对结直肠癌肝转移患者的研究中，患者们接受了溶瘤病毒的注射治疗。治疗过程很顺利，没有患者因为注射而出现生命危险的情况。虽然有些患者出现了轻微的不良反应，比如发热和疼痛，但通过一些特别的护理措施，患者的不良反应得到了很好的控制，这些症状很快就缓解了。在接受溶瘤病毒注射治疗后，部分患者的病情得到了缓解，大部分患者的病情保持稳定。这表明溶瘤病毒治疗对一些患者来说可能是有效的。

在另一项研究中，上海市第十人民医院的研究者们使用了一种名为 H101 的重组人 5 型腺病毒注射液来治疗结直肠癌肝转移。这些患者之前接受过一线治疗，但效果不佳。他们在接受 H101 的同时，还接受了标准的化疗治疗。在治疗过程中，医生会在超声的帮助下，把 H101 直接注射到肝转移瘤内。结果显示，部分患者病情部分缓解，大部分患者病情稳定。更令人兴奋的是，有相当一部分患者体内的肿瘤标志物水平下降，这可能意味着溶瘤病毒治疗的效果比我们预期的还要好。

当然，溶瘤病毒治疗的安全性也是大家非常关心的问题。毕竟，病毒作为一种外来物质，进入身体后可能会引起一些不良反应。但是，通过研究者们的不断努力和改进，溶瘤病毒治疗的安全性已经得到了显著的提升。在上海市第十人民医院进行的研究中，研究者们对 H101 的安全性进行了评估。研究显示，没有患者达到最大耐受剂量，这意味着 H101 在研究中使用的治疗剂量范围内是安全的。患者出现的不良反应主要包括疲劳、发热、寒战、腹痛和盗汗等症状，在大多数情况下都是轻微的，并且没有患者出现严重的 4 级或以上的不良事件。

这些研究成果让我们对溶瘤病毒治疗结直肠癌充满了信心。虽然目前还需要更多的研究和实验来验证其效果，但已经有一些患者从中受益，这为我们提供了新的希望和方向。未来，随着科学技术的不断进步和临床研究的不断深入，溶瘤病毒治疗有望成为一种更加安全、有效的结直肠癌治疗方法，为更多的患者带来福音。

第二章

患者身心支持

1. 运动是结直肠癌患者术后康复的『加速器』

在探讨结直肠癌这一复杂而严峻的健康挑战时，我们往往聚焦于手术、化疗、放疗等医疗手段的重要性，却容易忽视一个看似简单却至关重要的康复助手——体力活动。结直肠癌，这一潜伏于身体深处的不速之客，不仅考验着现代医学的智慧，更在无声中提醒我们，生活方式的调整对于疾病的预防与康复同样关键。让我们一同走进体力活动的世界，看看它如何在结直肠癌术后康复中扮演不可或缺的角色。

体力活动对结直肠癌术后康复有益处

体力活动：不仅仅是运动，更是生活的艺术。在快节奏的现代生活中，久坐不动似乎成了许多人的日常写照。从清晨的第一缕阳光到夜幕降临，我们或是伏案工作，或是沉浸于电子屏幕，体力活动的空间被不断挤压。然而，世界卫生组织对体力活动的定义，却让我们重新审视这一日常行为：任何由骨骼肌产生、消耗能量的身体运动，无论其发生在工作、通勤还是休闲时光，都是体力活动的组成部分。散步、骑行、跳舞，甚至是日常生活中的简单动作，都是体力活动的表现形式，它们共同构成了我们生活的活力源泉。

对于成年人而言，每周150～300分钟的中等强度有氧体力活动，或75～150分钟的高强度有氧体力活动，以及两天及以上的肌肉力量训练，是保持健康的基本门槛。减少久坐，每小时起身活动一次，这些看似微不足道的建议，实则蕴含着对抗慢性疾病的强大力量。而对于老年人，尽管体力活动的形式可能更加多样化，并且需要特别注重平衡功能和肌肉力量训练，但核心目标依然不变——通过活动，让生活更加健康，更加充满活力。

结直肠癌术后，体力活动是康复的加速器。当结直肠癌患者走过手术这一关，面临的不仅仅是身体上的创伤，还有心理上的挑战。此时，体力活动如同一束光，照亮了康复的道路。术后长时间的卧床休息曾是许多患者的选择，但这也带来了新的问题——下肢深静脉血栓的风险悄然上升。这种并发症，如同隐藏在身体深处的定时炸弹，一旦暴发，后果不堪设想。因此，尽早回归适度的体力活动成为预防这一并发症的有效手段。通过活动，血液循环得以促进，血液在血管内流畅无阻，深静脉血栓的形成便失去了温床。不仅如此，体力活动还是恢复关节活动度、提升肌肉力量的秘密武器。手术后的卧床休息，往往伴随着肌肉力量的逐渐流失，关节僵硬、疼痛随之而来，形成恶性循环。而适时的体力活动，能够调动全身肌肉协同"作战"，增加关节的稳定性、柔韧性和灵活性，减缓甚至逆转肌肉萎缩，为患者后续回归正常生活奠定坚实的基础。

体力活动是心灵的抚慰品，生活的调味剂。结直肠癌的诊断与手术，无疑给患者的心灵带来了沉重的打击。焦虑、抑郁这些不良情绪如同阴霾，笼罩在患者的心头。而体力活动，就像一缕温暖的阳光，穿透了这层阴霾，照亮了患者的内心世界。体力活动能够促进内啡肽和多巴胺等神经递质的释放，这些天然的"快乐激素"能够迅速提升情绪，让患者心情变得愉悦。每一次的体力活动，都是一次心灵的洗礼，帮助患者在汗水中找到了释放压力的出口。同时，体力活动带来的身体功能的恢复，以及睡眠质量的提升，让患者感受到前所未有的成就感和幸福感。这种正向循环，让患者更加积极地面对术后生活，减少了焦虑和抑郁的困扰。体力活动还赋予了患者更多的自主性和独立性。当身体功能逐渐恢复，患者能够独立完成日常活动时，那种对生活的掌控感会油然而生。这种自信心的提升，让患者能更加勇敢地面对康复过程中的挫折和困难，调整自己的情绪，以更加积极的心态迎接每一个新的挑战。

当然，体力活动虽好，但也要量力而行。在结直肠癌术后康复的过程中，患者应根据自身的康复状况和医生的建议，选择合适的体力活动类型和强度。可以从低强度的活动开始，如散步、慢跑等，逐渐增加活动的强度和频率。重要的是，要倾听身体的声音，避免过度劳累，以免造成不必要的伤害。同时，患者在选择体力活动时，也要考虑自己的兴趣和喜好。毕竟，只有真正喜欢的活动，才能持之以恒地坚持下去。无论是瑜伽、太极，还是游泳、骑行，只要能够让自己感到快乐和满足，就是最好的选择。此外，患者在术后康复期间，还应保持与医生的密切沟通。定期复诊，及时向医生反馈自己的身体状况和体力活动进展，以便医生能够根据患者的实际情况，调整康复计划，确保康复过程的安全和有效。

体力活动不仅仅是一种康复手段，更是一种生活态度。在术后康复过程中，患者可以将体力活动融入日常生活的方方面面，让康复之旅变得更加丰富多彩。比如，在家中做家务时，可以尽量多走动，减少久坐的时间；在户外散步时，可以欣赏周围的风景，感受大自然的美丽；在与家人朋友相聚时，可以选择一些轻松愉快的体力活动，共同分享康复的喜悦。这些看似微不足道的细节，实则都是体力活动在康复中的巧妙运用。同时，患者还可以尝试一些新的体力活动形式，如园艺、舞蹈、健身操等。这些活动不仅能够锻炼身体，还能够陶冶情操，让康复之路变得更加有趣和充实。在尝试新活动的过程中，患者可能会遇到一些挑战和困难，但正是这些挑战和困难，让患者更加珍惜每一次的进步和成就。

在结直肠癌术后康复的征途中，体力活动如同一双隐形的翅膀，为患者提供了无尽的动力和支持。它不仅能促进身体功能的恢复，提高生活质量，还能抚慰患者的心灵，让康复之路变得更加光明和充满希望。因此，对于每一位结直肠癌术后患者来说，尽早回归适度的体力活动是康复过程中不可或缺的一环。让我们在医生的指导下，根据自己的实际情况，选择适合自己的体力活动类型和强度，让这双隐形的翅膀带领我们飞向更加健康、更加美好的未来。

遵循原则，量身定制体力活动计划

在经历了结直肠癌手术后，患者往往渴望尽快回归正常生活，其中体力活动的恢复是至关重要的一环。然而，术后康复并非一蹴而就，它需要时间、耐心以及科学合理的规划。本部分将详细阐述结直肠癌术后体力活动恢复的原则，以及如何制订长期计划，旨在帮助患者在保证安全的同时，逐步找回失去的体力与活力。

首先，我们要明确的是体力活动的恢复必须遵循个性化的原则。每个人的身体状况、手术方式以及术后恢复情况都是独一无二的。因此，制订体力活动的计划应当量身定做，以适应个人的特定需求。在能够参与体力活动时，首要任务是选择适合自身且自己感兴趣的活动方式。如果希望改善心肺功能、增加身体耐力，那么中等强度的有氧运动将是不错的选择。这类运动形式多样，包括快步走、慢跑、骑自行车、游泳、跳绳、有氧健身操以及舞蹈等，可以根据自己的喜好、身体状况以及生活环境来灵活选择。

对于喜欢室外活动的朋友，快步走和慢跑是极佳的选择，它们不仅简单易行，还能让人在户外呼吸新鲜空气，享受大自然的美好。如果有膝关节疼痛的问题，那么骑自行车或游泳将是更为温和的选择，它们对下肢关节的负荷较小，同时又能达到锻炼的效果。而对于那些缺乏室外运动条件的朋友，有氧健身操、跳绳等室内运动同样能够满足运动的需求，它们对空间的要求不高，却同样能带来显著的锻炼效果。在选择体力活动的过程中，兴趣是最好的老师。只有对某项活动充满热情时，才能持之以恒地坚持下去，从而收获长久的健康益处。因此，不妨多尝试几种运动方式，找到真正让你心动的那一种。

其次，我们要强调的是循序渐进的原则。在术后康复的过程中，逐步增加体力活动的强度是至关重要的。这不仅能够避免伤口受到不良影响，还能减少运动损伤的风险，确保康复过程的顺利进行。从术后第一天站起走动开始，就应该逐步增加走动的时间和次数。出院时，每天站起走动的次数应达到6次左右。在出院后的日子里，需要逐渐增加日常生活中的活动量，并引入中等强度、高等强度的有氧运动以及肌肉力量训练。这些活动应该是一个逐步增加的过程，建议以周为单位来进行活动次数和时间的调整。每次增加的时间可以以分钟为单位，每次增加10分钟；而增加活动强度的周期则建议保持在2~3周，以确保身体有足够的时间来适应新的强度。

在增加体力活动的过程中，自我评估是至关重要的一环。需要时刻关注自己的身体状态，判断是否可以进一步增加体力活动的强度。每次增加活动时间或强度后，如果出现严重的肌肉酸痛、明显的疼痛或疲劳感，这可能意味着当前的体力活动水平并不适合自己。此时，应该恢复到增加之前的强度，并给身体更多的适应时间。如果不适感持续存在，建议及时向医生寻求帮助。而如果只是感到轻微的肌肉酸痛，并且这种不适感在运动后48小时内逐渐消失，这表明可以继续保持当前强度，并考虑在适应后进一步增加体力活动量。

对于运动经验较少的患者来说，确定运动过程中的速度或阻力可能是一个挑战。此时可以借助智能手表来监测心率。通常来说，中等强度的心率在 120 次 / 分左右，而高等强度的心率则在 160 次 / 分左右。当然，老年人的心率可能会稍低一些。通过这些工具，你可以更加准确地确定自己的运动强度，从而达到相应的运动量。

最后，在保证了个性化和循序渐进的基础上，我们还需要注重体力活动的多样性。多样性的体力活动不仅能够让康复过程更加有趣，还能全面锻炼你的身体，提高整体健康水平。

在术后 6 周内，当只能进行中等强度的有氧运动时，可以选择多种中等强度的运动方式来交替进行。比如，每周的 3 ~ 5 次运动可以分别安排为慢跑、游泳和羽毛球等不同的项目。这样不仅能够让身体得到全面的锻炼，还能避免单一运动模式带来的枯燥感。

当身体状态逐渐恢复，能够进行高等强度的有氧运动时，可以尝试将快跑、椭圆机训练等高强度运动纳入运动计划中。也可以选择将中等强度和高等强度的运动结合起来进行。比如，在跑步时可以选择快跑和慢跑交替进行，在使用椭圆机时也可以选择不同的阻力来交替锻炼。

除了有氧运动，肌肉力量训练也是康复过程中不可或缺的一部分。在康复后期，应该每周进行至少 2 次的肌肉力量训练。这类训练可以从不同的肌肉群入手，比如可以分别针对上肢、下肢和背部进行锻炼。这样不仅能够增强肌肉力量，还能提高身体的稳定性和平衡性。在保持体力活动多样性的同时，我们还需要注意一些细节问题。比如在选择运动方式时，要避免选择那些可能对身体造成过大负担甚至损伤的运动。同时，在运动过程中要保持正确的姿势和动作，以避免因姿势不当而引发的运动损伤。

接下来，我们来谈谈如何制订长期的体力活动计划。一个全面的体力活动计划应该包括运动频率、运动强度、运动时间、运动类型、总体力活动量和运动进度等多个维度。

首先，运动频率建议每周进行 3 ~ 5 次中高等强度的运动。通常每周 3 次高强度运动就会产生显著的训练效果，但是每周进行 5 天中等强度的运动对大多数结直肠癌术后患者来说可能更容易坚持。需要注意的是，每周进行超过 5 次运动锻炼的额外收益较少，而且受伤的风险会增加。

其次，运动强度可以在低等、中等和高等强度之间变化。结直肠癌术后患者应根据康复进程和身体状况来选择不同的运动强度。在身体状态允许的情况下，建议你的每周运动计划中包含尽可能多的运动强度，以实现全面的锻炼效果。运动时间通常由运动强度决定。对结直肠癌术后患者来说，单次体力活动或者运动时间可以从 5 分钟开始逐渐增加，每次增加 5 分钟，直到能够完成每次 30 分钟以上的活动。如果你因身体状态或工作等原因无法持续进行较长时间的运动，建议将每天的活动时间拆分为多个小时间段进行，每次至少 10 分钟，总时间达到 30 分钟以上即可。

在运动类型的选择上，建议包含有氧运动、力量训练和柔韧性训练等多种类型。有氧运动如跑步、自行车、椭圆机等能够提高心肺功能和耐力；力量训练如举重、俯卧撑等能够增强肌肉力量和稳定性；而柔韧性训练如瑜伽、拉伸等则能够提高身体的柔韧性和灵活性。通过结合不同类型的运动，你可以实现全面的身体锻炼和健康提升。

每周的总体力活动量由运动频率、强度、时间和类型共同决定。在结直肠癌术后康复完成后，如果你没有其他身体限制，你应逐渐增加体力活动至建议的总量。根据世界卫生组织的建议，成年人每周应至少进行 150 分钟中等强度的有氧运动或 75 分钟高等强度的有氧运动。当然，如果你的身体状况允许，也可以尝试结合不同强度和类型的运动来达到更好的锻炼效果。

对于老年结直肠癌患者来说，体力活动的建议量与健康老年人相同。但是需要注意的是，老年患者应更加注重功能平衡和中等或更高强度的肌肉力量训练，这样的训练有助于提高他们的身体功能，并防止跌倒等意外情况的发生。常见的平衡功能训练包括睁眼和闭眼单脚站立、脚跟或脚尖站立等方式。此外，太极等传统运动模式也是提高平衡功能的有效方式之一。

最后需要强调的是，无论你是年轻人还是老年人、无论你的运动经验如何，参与体力活动时都需要遵循个性化、循序渐进和多样性的原则。在身体条件较差或运动经验较少的情况下，应多寻求专业人员的帮助和指导，以确保你的康复过程安全有效。

住院期间如何回归体力活动

　　结直肠癌手术是一项复杂而重要的治疗过程，而术后的康复阶段同样至关重要。在这一关键时期，如何在保证安全的前提下逐步回归体力活动，成为每位患者和家属心中的关切。接下来我们就来聊聊，在结直肠癌术后住院期间，如何通过科学合理的体力活动安排，帮助患者更快地找回生活的节奏与活力。

　　手术当天，当麻醉的余韵逐渐消散，患者或许会感到身体有些虚弱，但这是开始新旅程的起点。在医生的指导下，患者可以尝试从最简单的活动做起——坐起来，站立，甚至是在家人的陪伴下，缓缓迈出第一步。这不仅仅是身体上的移动，更是心灵上的一次跨越，意味着康复之路的正式开启。初次行走，不必急于求成，每次练习10分钟左右即可，在病房或走廊里慢慢踱步，感受身体每一个细微的变化。疼痛或许会伴随左右，但请记得，这是恢复过程中的必经之路，适当的活动反而有助于缓解疼痛，促进身体机能的恢复。同时，卧床时也不要闲着，应该定时进行上肢、膝关节、踝关节的活动。这种关节的活动不需要非常复杂，进行简单的单关节或多关节的屈伸即可。比如，每小时进行20次左右脚踝的屈伸，左右脚踝交替完成。这些活动既轻松又有效，不仅能够预防术后并发症，如肺炎、血栓和压疮，还能促进肠道蠕动，加速康复进程。别忘了，深呼吸也是一项重要的练习。每天至少练习10次，深吸慢吐，不仅能帮助肺部功能的恢复，还能让人心情更加平静，减少焦虑情绪。对于身体状况较好的患者来说，这些活动或许轻而易举，但对于术前基础较弱的老年患者，他们可能需要更多的耐心和鼓励。记住，每一步都不容易，每一步都值得庆祝。

如果术后首日的活动顺利完成，接下来的三天，就是逐步加码、挑战自我的时候了。每天的活动时间和次数要有所增加，比如，坐在椅子上持续 10 分钟以上，每天 4 次；站起来行走也增加到 4 次，每次同样保持 10 分钟以上。这段时间，患者总共需要离开床约 3 小时，分几次完成，既不过度劳累，也避免身体长时间不活动。关节活动依然不能少，每个关节的屈伸动作可以增加到每小时 40 ~ 60 次，或者尝试更多的活动，比如肩关节的外展和内收，让身体的各个部位都活跃起来。

自我评估在这一阶段尤为重要，每次活动后要留意身体的反应，如果感到疼痛加剧或体力不支，可以适当调整活动计划，确保恢复过程既有效又安全。

术后一周内的持续进步：到了术后第四天至出院前，如果身体状况允许，患者应维持前面三天的活动量，或尽可能增加。这段时间，患者的目标是能够独立爬完一层楼梯，这不仅是一次对体力的考验，更是一次对康复成果的检验。每天的活动，无论是坐、走还是简单的肢体运动，都应成为日常的一部分，让身体逐渐适应更多的活动。在这一周里，患者可以尝试更多种类的体力活动。卧位时，可定期进行肩关节屈伸、内收外展，握拳，髋膝关节屈伸、旋转，踝关节屈伸、侧翻、旋转等简单的单关节或多关节运动，运动时可配合好呼吸。进食时，选择坐位，既有利于消化，也无形中增加了坐的时间，为日后的生活自理打下基础。随着术后天数的增加，站起行走的时间、距离或速度可以逐渐提升，每一次的进步都是对自己的一次肯定。在术后5天左右，患者可以根据自己的身体情况尝试进行爬楼梯的运动。初步的目标可以是在家属的帮助下完成5阶，之后逐渐增加阶数并独立完成。这些看似简单的动作，实则是身体机能逐步恢复的重要标志。

在住院期间，独立完成一些日常活动，如洗漱、如厕等，也是体力恢复的重要组成部分。尽量自己完成这些动作，不仅能够增强自信心，还能促进身体机能的恢复。需要注意的是，要避免拎重物、反复弯腰等可能对手术部位造成压力的活动，保护好自己，是康复过程中不可或缺的智慧。此外，心理调适同样重要。面对疾病的挑战，保持乐观的心态，与家人、朋友分享自己的感受，或是参与一些轻松愉快的娱乐活动，如听音乐、看书、做手工等，都能有效缓解术后的心理压力，促进身心全面康复。在整个康复过程中，医生的指导和建议是非常重要的。他们会根据患者的具体情况，制订个性化的康复计划，确保治疗方向的正确性。同时，患者也应主动学习相关知识，了解自己的身体状况，与医护人员保持良好的沟通，及时反馈恢复过程中的任何不适或疑问。

饮食也是不可忽视的一环。术后，患者应遵循医嘱，选择易消化、营养均衡的食物，为身体提供足够的能量和营养支持，促进伤口愈合，加速体力恢复。适量的水分补充对保持身体的水分平衡，促进新陈代谢和排毒至关重要。

家人的陪伴是温暖的力量。在康复之路上，家人的支持与陪伴是无价之宝，他们的鼓励、理解和细心照料，能够让患者感受到无尽的温暖与力量。家人可以参与到患者的康复计划中来，一起散步、做简单的体操，或是共同参与一些轻松愉快的活动，使患者感受到爱与希望，让他们的康复过程不再孤单。

结直肠癌术后住院阶段，是患者回归正常生活的重要过渡期。通过科学合理的体力活动安排，不仅能促进身体机能的恢复，还能提升患者的生活质量，减少术后并发症的风险。每一步的恢复，都是对生命的一次致敬，每一次的努力，都在为未来的美好生活铺路。

记住，康复之路虽长，但每一步都离健康更近。遵循医嘱，合理膳食，适量运动，与家人携手同行，相信不久的将来，你将能够以更加饱满的状态，迎接每一个崭新的日出，享受生命中的每一份美好。加油，每一位勇敢的康复者！

出院后如何进行体力活动

术后，随着身体的逐渐恢复，患者们开始期待能够重新拥抱正常的生活节奏。住院期间，在医护人员的精心照料和家属的陪伴下，多数患者能够按部就班地完成每日所需的体力活动，为出院后的康复打下良好基础。然而，出院后的康复之路并非一帆风顺，尤其是在没有专业人员监督的环境下，如何继续坚持并提升体力活动水平，成了许多患者面临的难题。本部分将详细探讨结直肠癌术后出院患者在不同阶段的体力活动规划，以及在此过程中的注意事项，帮助患者顺利回归高质量的生活。

出院后的第一个月，是体力活动恢复的关键时期。此时，患者的身体仍在适应手术带来的变化，因此，选择的体力活动应以温和为主，避免给身体带来过重的负担。步行，这一简单而有效的运动方式，成为这一阶段的首选。步行的次数和时间应根据患者在出院前的体力活动水平来合理设定，如果患者在出院前每天能够离开床活动4小时左右，那么回家后也应尽量保持这一活动量。当然，如果因为日常活动的增加（洗漱、如厕距离变长，或需要做饭、丢垃圾等）而感到疲惫，甚至伤口疼痛加重，那么可以适当减少第二天的步行量，待身体适应后再逐渐恢复至出院前的水平。在这一阶段，患者还需要注意的是，如果工作中包含中度或剧烈的体力劳动，那么最好在术后6周后再考虑回归工作。而对于需要开车的患者来说，如果患者24小时内没有服用麻醉类药物也不出现疼痛状况，且能够应对交通状况，包括及时做出刹车反应时，便可恢复日常的驾驶活动。

当时间推进到出院后的5~6周，如果患者按照之前的建议进行了适当的体力活动，那么此时应该已经能够轻松完成每天2小时左右的步行。这标志着患者的体力活动水平迈上了一个新的台阶。在这个阶段，患者可以开始逐渐增加中度体力活动和力量训练，以最终达到世界卫生组织推荐的活动量。具体来说，建议患者在出院后 7 ～ 8 周内，每周选择 1 ～ 2 天，将部分步行时间替换为 20 ～ 30 分钟的慢跑、骑自行车或其他中等强度的有氧运动。进行这些运动的目标心率在 120 次 / 分左右，这样的心率既能有效提升心肺功能，又不会给身体带来过大的负担。如果患者能够适应这样的运动强度，那么可以逐渐增加有氧运动的次数和时间，直至达到每周 5 次、每次 30 分钟的中度有氧运动。除有氧运动外，力量训练也是不可或缺的一部分。建议患者在出院 9 ～ 10 周以后，如果身体状态良好，可以每周增加 1 ～ 2 次中等强度的肌肉力量训练。这些训练可以针对身体不同区域的肌肉进行自身负荷或额外负荷的锻炼，有助于提升肌肉力量和耐力。不过，力量训练最好在专业人士的指导下进行，以确保动作的准确性和训练的安全性。同时，患者也需要密切关注身体的反应，如果出现不适，应及时调整训练计划。

在逐渐增加体力活动的过程中，患者需要牢记一些重要的注意事项。首先，患者在 4 ～ 6 周内，应避免拎、搬或举超过 5 千克的物品，以免对伤口造成过大的压力，影响伤口的愈合。其次，术后 6 周内，患者应避免参与任何可能发生身体接触的运动，以免发生意外碰撞导致伤口裂开或感染。此外，保证充足的睡眠和均衡的营养也是体力活动恢复的重要保障。术后伤口的恢复和体力活动的提升都需要消耗大量的能量和营养物质。因此，患者应保持规律的作息，确保每天有足够的睡眠时间。同时，饮食上也应注重营养均衡，确保摄入足够的蛋白质、维生素和矿物质等营养物质，以促进身体的康复和提升体力活动水平。

对于术前就没有规律运动习惯或没有达到世界卫生组织建议的体力活动量的患者来说，术后回归体力活动的过程可能会更加漫长和困难。这类患者在选择体力活动时，应尽量选择自己感兴趣的内容，以增加运动的乐趣和动力。同时，在进行体力活动的各个阶段，患者可以适当延长每个强度级别的持续时间，以确保身体和心理上能够适应当前强度后，再逐步增加活动强度。这样循序渐进的方式有助于患者逐步建立自信，最终达到理想的体力活动水平。值得一提的是，患者出院后的前4个月是患者回归到术前正常生活活动、达到建议的体力活动量的关键时期。这一阶段的努力不仅有助于患者尽快恢复身体健康，还能够为后续建立健康的生活习惯打下坚实的基础。因此，患者应充分利用这一黄金时期，积极参与体力活动，提升自己的身体素质和生活质量。

当然，除了体力活动的恢复，患者还应关注心理健康的调适。结直肠癌术后，患者可能会面临一系列的心理挑战。这不仅会影响患者的康复进程，还可能对体力活动的恢复造成阻碍。因此，患者应积极寻求心理支持，与家人、朋友或专业心理咨询师沟通交流，共同面对和解决心理问题。

总之，患者出院后的体力活动恢复是一个循序渐进的过程。患者应根据自己的身体状况和康复进度，合理规划体力活动的内容和强度。同时，保持充足的睡眠、摄入均衡的营养和保持良好的心态也是体力活动恢复的重要保障。通过积极的努力和坚持，患者一定能够顺利回归高质量的生活，重新拥抱健康和幸福。

2. 重拾生活热情，重塑坚韧心理弹性

面对结直肠癌这样的重大疾病，患者和家属感到恐惧和焦虑是非常自然的反应。起初，便血、腰痛及体重减轻这些症状出现时，很少有人会将其与恶性肿瘤联系在一起。然而，一旦确诊，患者会经历从否认、愤怒，到挣扎寻求、抑郁，最后逐渐接受与寻找希望的复杂感情过程。手术，作为治疗结直肠癌的重要手段，虽然能够切除肿瘤，阻止病情恶化，但术后带来的生理改变和心理冲击，却是患者必须面对的又一道难关。

家人、社会齐行动，帮助患者重拾生活热情

术后的患者，往往会经历一系列复杂的情绪变化。迷茫悲观、回避否认、担忧恐惧、抑郁焦虑……这些心理状态如同梦魇般困扰着他们。不确定自己的未来，害怕癌症复发，担忧治疗费用，甚至对与人交往都产生了恐惧。在这个时候，心理重建就显得尤为重要，它不仅能够帮助患者走出阴霾，还能让患者重新找回生活的勇气和希望。

首先，要帮助患者适应术后早期的心理应激状态。这需要医务人员的耐心宣教，让患者了解疾病的预后和发展规律，增强他们对专业医生的信任。同时，通过认知行为疗法和正念认

知疗法，帮助患者识别和改变负面的思维模式，培养积极的心态。认知行为疗法就像一面镜子，让患者看清自己内心的恐惧和担忧，从而学会如何面对和克服它们。而正念认知疗法则鼓励患者关注当下，觉察自己的情绪和行为，为每一天的情绪调整提供基础。当悲观的负面情绪来临时，可以通过放松技巧、呼吸练习等方法来减轻焦虑和抑郁。

除了专业的心理治疗，患者还需要建立积极自我管理的技能技巧。这包括学习如何管理自己的饮食、营养和睡眠，以及如何进行适当的运动。这些看似简单的日常活动，对于术后恢复却至关重要。通过自我管理，患者能够增强自理能力，提升自我价值感，从而更好地应对疾病带来的挑战。

当患者逐渐适应术后生活，居家心理调整就是下一个重要环节。在这个过程中，家人和朋友的情感支持和行动支持至关重要。他们可以通过询问患者感受、提醒按时吃药、陪伴复诊等方式，让患者感受到关心和爱护。同时，鼓励患者把治疗疾病当成生活的一部分，鼓励患者做力所能及的事情，从而提升患者的自我价值感。避免患者和家人过度沉浸在疾病为中心的治疗、讨论和思考中，从而不让疾病成为他们生活的唯一焦点。

建立良好的生活方式也是居家心理调整的重要一环。可以尝试一些柔和的运动项目，如打太极拳等，不仅能够锻炼身体，还能愉悦心情。同时，探索适合自己的饮食方式，加强对睡眠的管理，让自己从生活中感受到自己只是带有疾病的普通人。这样的生活方式，有助于患者逐渐走出疾病的阴影，重新找回生活的乐趣。

此外，继续保持与朋友的联系也是非常重要的。社交活动可以帮助患者减轻焦虑和孤独感，促进心理健康和康复。可以与朋友安排轻松的社交活动、利用网络通信手段保持联系、寻找共同兴趣爱好以及接受他们的支持。这些活动不仅能够让患者感受到友情的温暖，还能让他们重新找回社交的乐趣。

在心理重建的过程中，参加互助团体也是一个有效的途径。通过加入病友群、心理团体小组、康复课程学习队伍和参加志愿服务活动等，能够获得社会认同感和群体支持。在这些团体中，大家可以分享自己的经验和感受，得到他人的理解和支持。同时，通过互相鼓励和支持，还能够增进友谊，共同面对疾病的挑战。

在结直肠癌术后的心理重建中，帮助患者和家人走出不良结局的心理误区也是同样重要。很多患者和家人都会担心手术的不良后果，尤其是老年人群更加容易忧虑年龄会不会影响预后。然而，研究表明，结直肠癌青年组和老年组患者在病理分期和预后方面并无显著差异。因此，年龄不是决定结直肠癌预后的因素，即使年龄大的患者也应该积极地看待预后。同时，高龄结直肠癌患者行根治性切除术预后较好，不应该因为高龄而过度悲观。患者应该积极和临床医生合作，理解临床推荐的优选方案，更好地配合治疗。

治疗后，患者应该持续关注当下，积极关注治疗本身，而不是懊丧过去或担心未来。对当下病程阶段积极关注、积极期许，可以更加积极的配合，也会有更好的疗效和较少的不良反应。因此，在结直肠癌术后，患者应关注当下治疗的需求，更加积极地回应治疗的需要，关注当下的躯体不适感，和医生进行讨论，充分调适当下的治疗方案，以缓解对未来的担心和恐惧。这样做会对疾病治疗有更积极的意义。

在这个过程中，家人及照顾者的心理护理也是不可或缺的。患者在术后恢复阶段常常伴有抑郁和焦虑状态，对未来恢复充满担忧。因此，家人和照顾者需要通过观察患者的心理特征和躯体特征，进行有效地沟通和护理。他们要了解患者的需求，给予适当的肢体接触和安慰鼓励，让患者得到身体和心理上的抚慰和关爱。同时，恰当的健康知识宣教也是必不可少的。家人和照顾者可以根据患者的特殊需求开展个性化的饮食干预，让患者能够更加放松地进食，促进全身状态的恢复。很多患者担心自己肠胃功能恢复不佳，不敢进行肠内营养。然而，临床研究表明，结直肠癌患者不仅可以安全接受肠内营养，而且这种营养方式还能提高免疫功能，促进胃肠功能恢复，降低术后并发症发病率。因此，患者及家人不用过度担忧，可以尽早听从医生建议开展肠内营养。除了饮食管理，家人和照顾者还需要关注患者的生活质量和心理状态。他们要根据患者的个性需求，如切口感染、营养状况、心理状态等，争取获得家属的支持，全面关注患者的身心健康。对于不同文化背景、人格特征和家庭环境的患者，家人和照顾者需要提供个性化的沟通、宣教和理解，让患者充分感受到自己的困境能被理解。

此外，生活照料也是心理护理中不可或缺的重要环节。照护人员可以联合家庭成员积极地进行宣教，并提供不同层次的生活照料，如洗头、擦浴等。这些看似简单的日常照料，却能够让患者感受到被关爱和支持。在患病治疗的漫长阶段，患者难免会出现悲观、消极的观念。因此，家人和照顾者要及时观察和了解他们的情绪变化，联合临床专业护理人员，一同引导患者正确认识疾病，避免负消极认知导致患者对疾病的治疗产生过度消极的看法。

总之，结直肠癌术后的心理重建是一个复杂而漫长的过程。它需要患者、家人、医务人员和相关社会团体的共同努力。通过适应术后早期的应激心理状态、调整居家生活心理、参加互助团体、走出不良结局的心理误区以及家人和照顾者的心理护理等措施，帮助患者逐渐走出阴霾，迎接新生。在这个过程中，患者不仅能够重新找回生活的勇气和希望，还能学会如何更好地管理自己的疾病和健康。而家人和照顾者的关爱和支持，则是患者走出阴霾、迎接新生的最强有力后盾。

重塑坚韧心理弹性，逐步适应新生活

在人生的长河中，我们或许会遭遇种种不可预知的挑战，而结直肠癌及其后续的手术，无疑是对患者身心的一次重大考验。手术后的肠造口，不仅改变了患者的生理结构，更在患者心中投下了一片阴霾。然而有一束光，名为"心理弹性"，它如同一盏明灯，照亮患者前行的道路，帮助他们重新找回生活的色彩。

心理弹性，这个看似抽象却蕴含无限力量的概念，实际上是指个体在面对压力、挑战及多变环境时，所展现出的一种灵活而坚韧的适应性能力。它并非仅仅意味着保持乐观或坚强，而是一种深层次的内在力量，使个体即便在逆境中也能保持不屈不挠的韧性，经历痛苦与挫折后能够迅速复原，甚至在此过程中获得更强大的适应能力和成长动力。具体而言，心理弹性较强的人，往往能在面对困境时展现出非凡的应对能力，他们不仅能够迅速调整心态，还能在逆境中寻找到新的机遇，从而实现自我超越和成长。对于结直肠癌术后患者而言，心理弹性的高低直接影响个人对造口的接受程度，进而影响生活质量。那么，究竟是什么因素影响着这份宝贵的心理弹性的塑造？又能通过什么有效的手段，帮助患者提升它呢？

从患者的个人背景说起。年龄、文化程度、工作状态、居住环境……这些看似平常的人口学因素，实则与患者的心理弹性紧密相连。研究发现，随着年龄的增长，患者的心理弹性似乎逐渐减弱，这或许是因为年长者对于新事物的接受能力相对较差，面对造口这样的改变，适应起来更为困难。而文化程度高的患者，由于知识储备丰富，对造口相关知识的理解能力更强，因此更容易接受医生的建议，主动寻求帮助，从而展现出更高的心理弹性。

工作状态同样是一个不可忽视的因素。在职的患者能够参与更多的社交活动，保持与社会的联系，因此他们的心理弹性往往更高。工作不仅为他们提供了经济支持，更重要的是能让他们感受到自己的价值，增强自我认同感。相比之下，待业的患者可能更容易陷入孤独和自卑的情绪中，心理弹性自然也会受到影响。

至于居住环境，居住在城镇或农村的患者在心理弹性上也存在差异。这可能与医疗资源的分布、经济压力以及社会支持体系的不同有关。在城镇的患者通常能享受到更好的医疗保障和更多的社会支持，因此他们的心理弹性相对较高。而在农村的患者，由于资源有限，面对疾病时可能更加无助和焦虑。

除了个人背景，疾病本身的相关因素也深刻影响着患者的心理弹性。手术后的恢复时间、伤残接受程度以及自我护理能力，都是塑造患者心理弹性水平的关键因素。特别地，伤残接受程度并非心理弹性本身，而是影响心理弹性高低的一个重要因素。心理弹性更广泛地指个体在面对生活中的变化、困难与挫折时，所展现出的适应、恢复乃至成长的能力。它涵盖了个体如何认知并应对这些挑战，而伤残接受程度则是这一过程中一个具体且关键的方面。手术后的初期，患者往往需要一段时间来适应造口带来的变化，这段时间里，他们的心理弹性可能会受到巨大挑战。然而，随着时间的推移，患者逐渐学会如何与造口共处，心理弹性也逐渐增强。伤残接受度是患者影响心理调适的首要因素。能够接受自己伤残状态的患者，往往能够更积极地面对生活，不轻易放弃，能够从挫折中汲取力量，更快地恢复过来。这种积极的心态，无疑为他们的心理弹性加分不少。自我护理能力同样重要。造口患者需要掌握一定的护理技巧，如更换造口袋、保持造口清洁等。这些说起来简单的操作，实则需要患者具备较高的自我护理能力。只有掌握了这些技能，患者才能更加自信地面对造口，从而减少心理压力，提升心理弹性。

当然，除了上述因素，患者的自我效能和应对方式也对心理弹性的塑造有重要影响。自我效能，简单来说就是患者对自己能力的信任和信心。一个自我效能高的患者，往往能够更好地应对疾病带来的挑战，他们的心理弹性也更高。而应对方式，则是指患者在面对困难时采取的策略。积极面对、寻求解决之道的患者，心理弹性自然更强；而选择逃避、屈服的患者，心理弹性则可能受到严重损害。

手术不仅是对患者身体的考验，更是对其心理弹性的巨大挑战。当手术及其带来的伤残影响了患者的心理弹性时，我们必须积极采取措施，帮助他们重塑这一关键的心理能力。了解影响心理弹性的因素，如手术后的恢复时间、伤残接受程度以及自我护理能力，是制订有效干预策略的第一步。接下来，我们将探讨如何通过专业的心理支持、康复训练以及增强患者的自我护理能力，来帮助他们重新建立起面对生活挑战的信心和力量。这其实是一场全面的心灵复苏之旅，需要患者、家属、医护以及社会的共同努力。

首先，加强认知干预是至关重要的一步。许多患者对结直肠癌及造口存在误解和恐惧，这往往加重了他们的心理负担。因此需要通过图片、视频等直观的方式，向患者普及相关知识，让他们了解疾病的真相，从而减轻恐惧和焦虑。同时，我们还可以分享一些成功应对造口的案例，让患者看到希望，增强信心。

其次，家庭支持是不可或缺的一环。患者家属的态度和行为，直接影响着患者的心理状态。因此，家属需要给予患者足够的关爱和支持，让他们感受到家的温暖。家属可以陪伴患者参加一些社交活动，帮助他们重新建立社交圈，从而减轻孤独感和自卑感。同时，家属还需要关注患者的情绪变化，及时给予安慰和鼓励，帮助他们渡过难关。

专业心理干预同样重要。医护人员需要与患者建立良好的沟通渠道，及时了解他们的心理状态和需求。对于存在心理问题的患者，医生会提供专业的心理咨询和治疗，帮助他们走出阴影，重拾生活的乐趣。此外，还可以组织一些心理康复活动，如冥想、瑜伽等，帮助患者放松心情，缓解压力。

在护理干预方面，我们也需要下足功夫。术后放疗期间，患者往往处于虚弱状态，此时需要给予他们更多的关爱和照顾。在放疗初期，患者缺乏自理能力，我们需要帮助他们调整姿势，避免挤压伤口，同时密切观察伤口状况，确保及时处理可能出现的问题。随着患者体能的逐渐恢复，我们可以鼓励他们进行一些简单的活动，如翻身、活动四肢等，帮助他们建立定时排便的习惯。这些看似简单的护理措施，实则蕴含着巨大的心理支持力量，能够帮助患者逐步适应新的生活方式，提升心理弹性。

此外，我们还需要关注患者的心理需求。放疗期间，患者可能会因为生理功能紊乱而引发心理问题。此时，我们需要耐心开导，给予心理安慰，帮助他们建立自信，增强战胜疾病的信心。同时，患者家属还需要进行护理知识培训，这样能够更好地照顾患者，与患者一起共同克服困难。

在这场心灵复苏之旅中，我们还需要注重患者的社会支持体系。鼓励患者参加一些结直肠癌相关的社团或组织，让他们与病友交流心得，互相支持。同时，医生还可以邀请一些志愿者或康复者来医院分享他们的经验，为患者提供榜样和力量。

总之，重塑结直肠癌术后患者的心理弹性是一场漫长而艰巨的任务，需要患者、家属、医护以及社会的共同努力和配合。只有通过全面的认知干预、家庭支持、专业心理干预以及护理干预等措施，我们才能帮助患者逐步走出阴影，重拾生活的色彩。让我们携手共进，为这场心灵复苏之旅贡献自己的力量吧！

别让负面情绪牵制住你

术后患者不仅要面对生理上的改变，还要承受心理上的压力。负面情绪，如焦虑、紧张、愤怒、沮丧等，如同阴霾一般笼罩在心头，影响着康复和生活质量。因此，如何做好结直肠癌术后患者的负面情绪管理，成了一门必修课。

负面情绪的产生，往往源于对疾病的恐惧、对手术后果的担忧、对生活改变的迷茫等。这些情绪不仅让患者感到痛苦，还可能影响他们的治疗效果和康复进程。因此，我们需要采取一系列措施，帮助患者有效管理负面情绪，让他们重拾生活的信心和乐趣。

我们要正视患者面临的早期心理应激。手术后，患者常常处于警觉期，身体多项机能全面衰退，处于"继续战斗还是逃跑"的纠结中。这时，我们需要给予他们情感上的理解和行动上的支持，让他们感受到关心和爱护。比如，我们可以询问患者的感受，提醒他们按时吃药，陪伴他们复诊，鼓励完成康复任务等。这些具体的行动，可以帮助控制负面事件的心理影响，给予患者自我接纳、自我调整的时间。

同时，我们还需要改变患者的认知评价和改善社会支持。通过健康宣教，让患者了解术后疾病预后与疾病发展规律，促使他们信任专业医生，遵循有效的诊治方案。我们要让患者明白，疾病的治疗是一个复杂的过程，需要时间和耐心。通过参加患教会、患友会等活动，患者可以接收到有相似经历的人的有益信息，提升生活技能，增强生活信心。这些活动不仅能让患者感到不再孤单，还能让他们从他人的经验中汲取力量，更好地面对自己的疾病。

在帮助患者适应心理应激的过程中，加强应对指导和松弛训练也是必不可少的。我们可以引导患者进行认知行为疗法和正念疗法，帮助他们识别和改变负面的思维模式，培养积极的心态和应对策略。鼓励患者关注当下，学习如何觉察当下的情绪、行为和反应模式。当患者觉察出悲观的负面情绪时，我们可以教他们一些改善消极情绪的行为方式，如放松技巧、呼吸练习等。这些技巧不仅能帮助患者减轻焦虑和抑郁情绪，还能提升他们的自我控制能力。

除了外部的支持和干预，患者自身的心理调适也是至关重要的。认知心理学认为，个体的认知发展是通过同化和顺应日益复杂的环境达到平衡的过程。对于结直肠癌术后患者来说，他们需要重新构建新型认知，以适应手术带来的生理和心理变化。患者要通过主动思考、分析、综合、评价和应用等过程，解决一系列术后发生的具有复杂性和不确定性的问题；要基于科学的医学知识，解释生活中面临的生理困境，对自己的想法进行反思性地推敲和检验。通过医护、家属、社会的评价做出积极反馈和综合评价，患者可以主动完成积极的自我管理和反思，用理性思维战胜感性认知，有效控制负面情绪。

在构建新型认知的过程中，患者还需要用好社会互动关系。个体认知构建的社会互动性有利于智慧分布与共享、认知整合、思想改进以及反思监控。鼓励患者继续保持与朋友的联系，如安排轻松的社交活动、利用网络通信手段保持联系、寻找共同兴趣爱好以及接受友人的支持等。同时，增加与患友之间的互动联络、互助帮扶也是非常重要的。通过共同的病患经历，患者可以实现认知构建上的合力和共鸣。这种社交支持不仅能帮助患者减轻焦虑和孤独感，还能促进他们的心理健康和康复。

除了认知和社会互动，建立良好的生活方式也是患者自我心理调适的重要一环。患者不能仅仅依靠认知和互动关系的改变来管理负面情绪，还需要在实践情境中捕捉自我心理调整后的成功激励。通过心理调整，患者可以改变看待疾病和生命价值、家庭关系、婚姻关系等的态度，消解负面情绪带来的不良影响。他们可以在新型认知中开展一些自己力所能及的活动，探索适合自己的饮食方式等。例如，学习造瘘护理技能可以让患者建立重返社会的信心，让他们从生活中感受到自己只是带有疾病的普通人。通过这些具体的行动和实践，患者可以逐渐找回生活的乐趣和自信。

对于老年结直肠癌术后患者来说，心理疏导和关爱更是必不可少的。由于年龄较大，老年患者往往更加担心手术的不良后果和预后情况。因此，我们需要提高他们的积极性，让他们明白年龄不是决定结直肠癌预后的因素。对于年龄较大的患者而言，保持积极的心态至关重要。他们应与临床医生紧密合作，积极参与治疗决策过程，努力理解并接受临床医生推荐的优选治疗方案。同时，我们也需要引导他们认识到病程治疗的价值，理解治疗不仅仅是为了消除当前症状，更是为了长期预防疾病的复发和恶化。在这个过程中，患者应持续关注当下的治疗和康复情况，享受生活的每一刻，以积极的心态面对未来的挑战。让他们明白治疗当下应积极关注治疗本身，而不是懊丧过去或担心未来，对当下病程阶段积极关注并期许，可以获得更加积极的配合和疗效。

在帮助老年患者管理负面情绪的过程中，我们还需要注重他们的生活方式和习惯。由于术后造瘘口导致排便方式的改变，老年患者可能会出现不同程度的心理障碍。因此，我们需要通过定时组织患者参加直肠癌术后造瘘口护理小讲课、开展患友交流会等方式进行心理疏导。让患者认识到造瘘口的必要性及普遍性，缓解患者及家属的负面情绪。同时，我们还要教患者如何正确护理造瘘口，及时更换瘘袋等，让他们明白只要护理得当，造瘘口对日常生活、活动的影响是微乎其微的。这样可以增强他们对治愈与生活的信心。

此外，我们还需要根据老年患者的个体差异制订相关预见性造瘘口扩张康复训练。通过进行肠道排便反射能力的训练，帮助患者尽快恢复正常排便功能。这不仅可以增强他们机体的免疫力，还能促进身体机能的恢复，逐步回归正常生活。同时，我们还要因人而异地制订合理的饮食方案，补充患者丢失的营养物质，让他们在保证营养的同时，也能享受到美食带来的乐趣。

战胜睡眠恐惧，拥抱甜美梦乡

结直肠癌术后，患者睡眠恐惧是一个不容忽视的问题。这种恐惧不仅影响患者的休息质量，还可能进一步加重其身心负担，延缓康复进程。为了帮助患者克服这一难题，我们需要从多个角度入手，提供全方位的支持与关怀。

首先，我们要理解结直肠癌术后患者为何会出现睡眠恐惧。这背后的原因复杂多样，既有心理层面的压力，也有生理上的不适。对于患者而言，癌症的诊断和治疗本身就是一次巨大的心理冲击。他们可能会担心疾病的复发、治疗的效果以及自己对家庭的影响，这些担忧在夜深人静时尤为强烈，导致患者难以入睡。同时，手术带来的身体创伤和疼痛也是影响睡眠的重要因素。此外，医院环境的陌生和嘈杂，以及术后各种监护仪器和管道的限制，都会让患者感到不安和紧张，从而加重睡眠恐惧。为了缓解患者的睡眠恐惧，医生需要在术前就开始做准备。通过术前宣教，让患者提前了解术后可能遇到的情况，包括监护仪器的使用、管道的设置等，这有助于消除他们的未知感和恐惧感。医生可以安排患者与康复期的患者进行交流，让患者从亲身经历者那里获取经验和信心。同时，告知患者 24 小时都有医护人员在他们身边守护，任何细微的病情变化都会被及时发现并处理，这样可以大大减轻他们的心理负担。

术后，患者的照护工作同样至关重要。在医院内，我们必须精心护理，确保患者体内的各种导管被妥善固定，以免因活动而引起不适或疼痛。同时，要细心整理医疗仪器上的各类导线，防止它们纠缠或意外脱落，从而避免患者受伤或治疗过程被迫中断。这样也能让患者在一定范围内自由活动，不受束缚。护士需时刻密切关注患者的仪器监测指标及症状变化，一旦确认患者病情稳定，便应及时关闭监护仪器，并将患者从重症监护室安全、平稳地转移至普通病房。这一转移的目的是为了让患者在更为舒适、宁静的环境中继续康复，减少不必要的医疗干预和刺激，促进患者身心的全面恢复。

患者回到家中后，家属的照护同样重要。他们应该遵照医嘱，对患者的居住环境进行调整，确保环境安静、舒适、安全。调整卧室的温湿度和光线，减少外界刺激，保持床铺的清洁干燥，为患者创造一个良好的睡眠环境。同时，家属还要密切关注患者的情绪变化，及时给予患者安慰和鼓励，帮助他们树立战胜疾病的信心。

除环境和照护的调整外，我们还需要加强患者的疼痛教育。疼痛是影响患者睡眠的一个重要因素，但我们要向患者解释术后疼痛是不可避免的，并鼓励他们以积极的情绪去面对。松弛疗法和自我暗示等方法，可以帮助患者减轻疼痛感。对于不能耐受疼痛的患者，应及时报告医生，适当给予止痛剂，以减轻他们的痛苦。在心理层面，我们还可以采用积极心理干预的方法来帮助患者克服睡眠恐惧。PERMA 模式是一种有效的积极心理干预方法，它包括了积极的情绪（positive emotion，P）、投入（engagement，E）、人际关系（relationship，R）、意义（meaning，M）和成就（accomplishment，A）五个维度。通过这一模式的干预，我们可以帮助患者建立积极的心态，提高他们的心理资本，从而降低对疾病复发的恐惧，提高睡眠质量和主观幸福度。

从患者术后第一周开始，医生就可以实施 PERMA 模式进行积极心理干预。具体来说，医生要先与患者建立信任关系，通过温和的语气和耐心地交流，增进彼此的了解和信任。在交流过程中，医生要记录患者对结直肠癌知识的了解程度，并观察他们的心理状态。医生可利用宣讲手册、视频等形式向患者普及疾病相关知识，帮助患者正确认识疾病和治疗方法。同时，对患者产生的心理困扰进行针对性探讨，帮助他们寻求积极的一面，树立战胜疾病的信心。

在接下来的几周，医生可以围绕 PERMA 模式的五个维度对患者展开干预。通过引导患者回忆人生中的美好时光和感恩的人，帮助他们培养积极的情绪；鼓励患者讲述自己喜爱且可以投入的事物，并提示他们平时可以多做自己热爱的事情，以进入"投入"和"福流"状态，即那种全身心投入、忘却时间、感到无比愉悦和满足的状态，从而进一步提升他们的生活质量和幸福感；邀请患者及其家属参加访谈活动，促进他们之间的交流和互动，建立积极的人际关系；引导患者讲述自己做过的有意义、有价值的事情，增强他们的家庭和社会责任感；鼓励患者讲述自己人生历程中的成就和目标，肯定他们的成就，并支持他们在成就领域继续发光发热。

除专业的心理干预外，医生还可以教患者一些简单的自我放松技巧，如深呼吸、冥想等。这些技巧可以帮助患者在睡前放松身心，减轻紧张和焦虑情绪，从而更容易入睡。同时，建议患者保持规律的作息，避免睡前进行过度兴奋的活动，如看电视、玩手机等。在饮食方面，鼓励患者多吃富含色氨酸的食物，如牛奶、香蕉、豆腐等，这些食物有助于合成褪黑素，促进睡眠。同时，避免摄入过多的咖啡因和糖分，以免刺激神经系统变得活跃导致失眠。此外，家属的陪伴和支持对于患者的康复至关重要。家属可以陪伴患者散步、聊天、做简单的家务等，让他们感受到家庭的温暖和关怀。同时，家属也要关注自己的情绪变化，避免将负面情绪传递给患者，以免影响他们的康复进程。

在帮助患者克服睡眠恐惧的过程中，家属还要密切关注他们的身体状况。如果发现患者有任何不适或异常症状，应及时报告医生并采取相应的治疗措施。同时，定期随访和复查也是必不可少的，这有助于及时了解患者的康复情况并调整治疗方案。

总之，缓解结直肠癌术后患者的睡眠恐惧需要我们从多个角度入手，提供全方位的支持与关怀。通过术前宣教、术后照护、疼痛教育、积极心理干预以及家属的陪伴和支持等措施，帮助患者树立战胜疾病的信心，减轻他们的身心负担，提高他们的睡眠质量和生活质量。在这个过程中，医护人员、家属和社会各界都要共同努力，为患者创造一个温馨、舒适、安全的康复环境。

克服社交障碍，轻松融入社交圈

对于结直肠癌患者来说，术后的生活，充满了未知和挑战。身体的变化，让他们对自己的能力产生了怀疑。特别是那些接受了造口手术的患者，身体功能的改变，让他们在日常生活中遇到了前所未有的困难。他们会害怕异味引来异样眼光，担心大便失禁的尴尬。在帮助患者重新融入社会的过程中，团体互助的力量是不容忽视的。患者之间的交流互动，可以让他们感受到彼此的共鸣和支持，从而增强心理弹性，重塑生活信心。同伴教育就是一种非常有效的团体互助方式。它通过在特定人群中分享知识和经验，利用朋辈之间的影响力，传递积极向上的心态和思想。对于结直肠癌术后患者来说，邀请他们加入病友群、造口联谊会、康复课程的学习队伍等，可以让他们在与同伴的交流中，获得社会认同感，降低社会疏离水平。这些活动让患者们不仅能学到实用的知识，更重要的是在其中找到归属感，感受到自己并不孤单。

除了同伴教育，专业心理团体的作用在提升患者心理健康方面同样至关重要。这些团体为患者提供了一个安全、支持的环境，让他们能够自由表达内心的情绪和担忧，并获取专业的心理支持和指导。特别值得一提的是，接纳与承诺疗法（Acceptance and Commitment Therapy，ACT）作为一种基于正念技术的心理治疗方法，在帮助患者接纳现实、明确个人价值观以及调整行为策略方面展现出了显著成效。在专业心理团体的干预下，患者不仅能够更快地接受自己的现状，减少自我否定和挣扎，还能学会以更加积极、灵活的态度去面对生活中的挑战。这种转变对于提高患者的心理弹性水平至关重要。心理弹性的增强，意味着患者在面对社交障碍时，能够更加从容地应对，不再因害怕或焦虑而回避社交场合。实际上，他们能够勇敢地边出步伐，尝试与他人建立联系，逐渐克服社交障碍。

此外，参加志愿服务活动也是患者重新融入社会的重要途径。各种志愿服务组织通常会组织各种活动，让患者在服务他人或接受他人服务的过程中感受到团体的温暖和力量。通过志愿服务，患者们不仅可以释放积极的正能量，帮助他人解决问题，还能在实践中实现心理重塑，找回自己的价值感和成就感。

当然，要帮助结直肠癌术后患者更好地回归正常生活，还需要加强社会支持网络的构建，呼吁社会给予他们关爱和帮助，营造支持性的社会工作环境，让术后患者们能够早日回归社会工作。同时，我们还应该提高患者获得健康信息的效率，让他们能够更加方便地获取实用的健康知识和资源。在这个过程中，媒体和公众人物也可以发挥积极的作用，通过宣传和教育，提高公众对结直肠癌的认识和理解，减少对患者的歧视和偏见。同时，他们还可以倡导社会各界给予患者更多的关爱和支持，让患者感受到社会的温暖和力量。

总之，帮助结直肠癌术后患者更好地回归正常社交生活，需要从多个维度入手，给予他们全方位的支持。营养支持、健康宣教、心理状态关注、团体互助、社会支持网络构建等各个方面都是必不可少的。

第三章

患者饮食与营养

1. 术后的进食原则

结直肠癌，曾是西方国家发病率远高于亚洲国家的疾病，近年来在全球各地的发病率逐渐趋于平衡。研究表明，这与人们饮食习惯的改变有着密切关系。西方饮食模式以动物性食物为主，特点是高能量、高蛋白、高脂肪、低膳食纤维，包括红肉、精制甜食、细粮、高脂奶制品等。这种饮食模式被认为是增加结直肠癌患病风险的重要因素。那么，对于已经接受了手术治疗的结直肠癌患者来说，术后饮食的调理就显得尤为重要。接下来，我们就来聊聊结直肠癌术后患者如何科学饮食，助力康复。

术后何时开始进食是患者和家属非常关心的问题。在过去，人们普遍认为需要等到排气后才能开始逐步进食。但现在，随着加速康复外科（Enhanced Recovery After Surgery，ERAS）理念的普及，这一观念已经得到了更新。医生会根据患者的术中评估和术后恢复情况，推荐早期进食以加快术后康复。一般来说，术后 12 ~ 24 小时，小肠功能就已经开始恢复。因此，恢复排气排便并不是判断是否可以开始进食的前提条件。在麻醉恢复期间，无呛咳、恶心呕吐、腹胀和头晕，即可进行试饮水，观察不良反应，根据患者需求逐渐增量，术后

2 小时即可正常饮水。结直肠手术病人在手术当日即可进食流质或口服营养补充（oral nutritional supplement，ONS）。结直肠手术后早期（< 24 小时）经口进食或肠内营养均不会导致感染或胃肠功能恢复延迟，反而有助于提供能量、蛋白质，减少因禁食导致的胰岛素抵抗，加速康复。

从清流质到普食的逐步恢复

那么，术后患者应该如何逐步过渡到正常饮食呢？这就需要了解清流质、流质、半流质、软食和普食这些饮食阶段了。

清流质饮食是一种限制较严的流质饮食，它完全无渣，对肠道刺激小，以水分为主。糖盐水、稀米汤、稀藕粉、菜水和清淡的肉汤等都属于清流质饮食。这类饮食通常从每餐 30 ~ 50 毫升开始，逐渐加量至每餐 100 ~ 150 毫升，一日可 5 ~ 6 餐。但需要注意的是，清流质饮食无法提供足够的营养，因此只能作为术后过渡期间的饮食方式，并需要配合静脉营养作为补充。

流质饮食则是指那些呈液体状态，或能在口腔内融化成液体的食物。常见的有米汤、稀米粉糊、菜汁、果汁、各种无油肉汤、菜汤、稀藕粉、麦乳精和要素型肠内营养剂等。同样，流质饮食也需要从每餐 30 ~ 50 毫升开始，逐渐加量，一日可 5 ~ 6 餐。在这个过程中，患者需要避免食用牛奶和豆浆等容易产气的食物。

半流质饮食是一种比较稀的粥类食物，易咀嚼和消化，介于软食和流质之间。具有"稀、软、烂"的特点，面片汤、烂面条、疙瘩汤、馄饨、土豆泥、豆腐脑以及瘦肉泥丸子和果泥等都属于半流质食物。这类食物通常从每餐 100 毫升开始，逐渐加量至每餐 150 ~ 200 毫升，过渡期饮食一日可 5 ~ 6 餐。在食用半流质饮食时，患者也需要注意避免食用萝卜泥、红薯、豆泥类以及牛奶等容易产气的食物。

软食则是一种质软、容易咀嚼和吞咽的膳食，比普食更易消化。患者应尽量少食用不易消化、刺激性、容易导致胀气、过分油腻的食物。常见的软食有馒头、包子、饺子、面条、烂米饭等。肉类选用嫩猪肉、鱼肉、鸡肉、肝脏等更为合适，可用煮、炖、焖、煲等方式烹饪，不宜炒制；蛋类除不用油炸外，其他烹调方法均可；豆类中豆腐是优选；蔬菜则应选择纤维少、叶片嫩的品种，做馅料或者切成小段后煮食。

普食就是和健康人平时饮食内容基本相同的饮食，但在结直肠癌患者术后恢复期，还是需要根据自身的消化能力来适当调整。

如果存在术前梗阻、肠道准备差、营养状况差等影响吻合口愈合的高危因素的患者，开始进食的时间可能需要适当推迟。对于施行近端肠造口的患者来说，由于粪便经造口排泄，不经肛门排出，减少了粪便对直肠吻合口的影响。因此只要胃肠道功能恢复，如无特殊情况，就可以考虑开始进食。

在术后恢复期间，患者是否需要口服营养补充取决于个人的消化能力和营养需求。由于手术和疾病的影响，患者的消化功能可能会受到一定程度的影响。因此，患者应根据自身的消化能力，采取少量多餐、粗细搭配、甜咸互换等方式进餐。术后营养治疗首选 ONS，预期无法进食或经口摄入量 < 50% 营养需要量的病人，术后应早期（< 24 小时）开始肠内营养（enteral nutrition，EN）。如果 EN 摄入的能量和蛋白质 < 50% 目标量，应联合应用肠外营养（parenteral nutrition，PN），对于无法或不能耐受 EN 的病人，应及早给予 PN。

从流食过渡到半流食再到普通饮食，大约需要 3 ~ 6 个月的时间。不同患者的消化功能不同，尤其是消化功能较弱的患者，饮食过渡时间需要相应延长。在这个阶段，患者应以易消化食物为宜，可适量选择高能量、高蛋白质、高维生素的饮食来保证营养摄入的全面均衡。

食材选择有技巧

在蛋白质的选择上，推荐患者食用鸡蛋、鸡肉、鱼肉、鸭肉以及虾肉等。在烹饪方式上，尽量使用炖、煮、清蒸等清淡的方式。同时，患者应多食白肉、少食红肉及加工肉类，并避免辛辣刺激的饮食。

在蔬菜的选择上，种类并无限制。患者可以尽量选择深色蔬菜，如深红色、深绿色、深黄色、紫色的蔬菜等。这些蔬菜通常富含更多的营养素和抗氧化物质。同时，并避免食用易产气、刺激性强的葱、姜、蒜等。此外，应选择新鲜未变质的蔬菜，不吃隔夜蔬菜，尤其是叶菜类，以保障食品安全。

在调料的选择上，常规调料均可使用。但患者应少用或不用辛辣刺激的调料，如辣椒、花椒、胡椒、咖喱、孜然、芥末等。这些调料可能会刺激肠道，影响患者的康复。

少食多餐、细嚼慢咽、进食量逐渐增加

除了饮食的选择，患者还需要注意少食多餐、细嚼慢咽、进食量逐渐增加等饮食习惯。每次的进餐量可以从 1/3 ~ 1/2 饱开始，每次进食间隔 1 ~ 2 小时，每日可进餐 5 ~ 6 次。逐渐适当加量至达到个人需求量为止。在进食后，患者可适当散步活动，以促进消化。睡前的最后一餐可以适当减量，以避免夜间消化不良。同时，患者还应保证饮食卫生干净，避免食物中毒等问题的发生。

此外，患者在恢复期还应注意忌食过多膳食纤维的饮食、过多的糖类饮食和碳酸类饮品。粗粮虽然富含膳食纤维，但也可能对肠道造成一定的刺激。而过多的糖类饮食和碳酸类饮品则可能导致血糖波动和消化不良等问题。因此，患者应适量摄入这些食物和饮品。

每位患者的饮食恢复应个体化，视自身情况而定。在恢复饮食的过程中，如出现任何不适，应及时就诊咨询医生和临床营养师。他们可以根据患者的具体情况，为患者制订更个性化的饮食方案。

术后患者哪些食物要少吃

在结直肠癌术后，患者的消化系统往往比较脆弱，因此，应尽量减少摄入一些高脂肪的食物如油炸食品、油腻肉类等。这些食物不仅会加重消化负担，还可能增加胃肠道的压力，导致不适。想象一下，你刚刚经历了一场大手术，身体正在努力恢复，如果这时再摄入大量难以消化的食物，无疑是给身体雪上加霜。所以，为了减轻消化系统的负担，让患者能够更快地恢复，高脂肪食物还是少吃为妙。

除了高脂肪食物，高纤维食物在术后早期也需要适当控制。虽然膳食纤维对于肠道健康非常重要，但在术后早期，过多的膳食纤维可能会刺激肠道，导致不适。特别是那些生硬的蔬菜、水果皮等，含有较多的膳食纤维，如果未经充分烹饪或处理，会难以消化而引发肠道胀气、腹泻等症状。因此，在术后早期，患者可以选择一些易消化的低膳食纤维食物，如熟软的蔬菜、水果泥等，以保护肠道，减轻消化系统负担。

当然，高糖食物也是结直肠癌术后患者需要谨慎对待的。摄入过多含糖量高的食物，如甜食、含糖饮料等，会导致血糖波动和体重增加。特别是对于合并糖尿病的患者来说，更是需要严格控制糖分摄入，保持适当的血糖水平。血糖的波动不仅不利于肠道的恢复，还可能影响身体的整体康复进程。而且，长期摄入高糖食物还会增加肥胖的风险，而肥胖与结直肠癌的发生和复发有一定关联。因此，为了保持健康的体重和稳定的血糖水平，患者术后还是应尽量减少高糖食物的摄入。

此外，高盐食品和加工食品也是结直肠癌术后患者需要少吃的食物。高盐饮食增加了盐分摄入量，会对健康造成负面影响。摄入过多的盐分会导致体内水分潴留，增加血容量，进而增加心血管系统的压力。这对于正在恢复的结直肠癌术后患者来说，无疑是不利的。而且，高盐饮食还可能影响身体的电解质平衡，增加肾脏负担。因此，为了减轻心脏、血管和肾脏等器官的负担，患者术后应控制盐分摄入，尽量少吃高盐食品。同时，加工食品中的添加剂、防腐剂和反式脂肪酸等成分也可能对身体健康造成影响。含有较高的盐分和隐形盐的食品，长期摄入可能增加心血管疾病的风险。对于结直肠癌术后患者来说，身体正在恢复阶段，更需要避免这些不健康因素的干扰。因此，建议患者在选择食品时，尽量挑选新鲜、未加工或少加工的食物，以保证身体的健康。

除了饮食调整，结直肠癌术后患者还需要注意其他方面的康复。比如，要保持适当的运动。运动可以促进身体的新陈代谢和血液循环，有助于身体的康复。可以选择一些轻度的运动方式，如散步、瑜伽等。同时，还要保持良好的心态和情绪。心态和情绪对于身体的康复也有重要影响。要保持积极乐观的心态，避免焦虑和抑郁等负面情绪的影响。

总之，结直肠癌术后的饮食调整是患者康复过程中的重要一环。通过合理安排饮食，避免高脂肪、高膳食纤维、高糖、高盐和加工食品的摄入，患者可以更好地恢复身体健康。同时，还要注意保持适当的运动和良好的心态，以全面促进身体的康复。患者可以咨询专业的营养师或医生，以获取更具体的饮食建议和指导。相信在医生和患者的共同努力下，一定能够战胜病魔。

术后患者哪些食物不能吃

首先，我们要说的是硬坚果和籽类食物。比如核桃、杏仁、花生等，虽然营养丰富，但对于刚做完手术的患者来说，却可能成为消化系统的"绊脚石"。它们的膳食纤维含量高，外壳坚硬，难以消化，很容易在肠道中造成堵塞或刺激。想象一下，手术后的肠道就像一条刚刚修复好的道路，而硬坚果和籽类的碎渣就像是路上的大石头，不仅会让"交通"变得不畅，还可能对"路面"造成二次损伤。因此，在康复期间，患者最好暂时与这些小零食保持距离。

接下来，我们要谈谈刺激性食物。这类食物包括辛辣食品、含咖啡因和乙醇的食品等。它们就像是一群"调皮的孩子"，总是在你的消化系统里捣乱。辛辣食物中的刺激性成分，比如辣椒素，会直接刺激胃黏膜，导致胃部疼痛、胃灼热等不适症状。而含咖啡因和乙醇的食品则会对胃肠道产生刺激，增加消化系统的负担。术后患者的消化系统往往比较脆弱，需要更多的呵护和照顾。因此，为了避免给消化系统带来额外的压力，患者应该尽量避免摄入这些刺激性食物。

再来说说生冷食物。生冷水果、生蔬菜、冰镇饮料等，这些食物在夏天看起来格外诱人，但对于结直肠癌术后的患者来说，却可能带来不小的麻烦。生冷食物通常具有寒凉性质，摄入后导致胃肠道受凉，可能造成消化功能紊乱、胃部不适，甚至导致腹泻等问题。这个过程就像是一个刚刚病愈的人，突然到了一个寒冷的环境，很可能会感到不舒服。同样，患者的消化系统也需要逐渐适应和恢复，而生冷食物则可能给这个过程带来阻碍。因此，在康复期间，患者应该选择温和易消化的食物，避免摄入生冷食物。

最后，我们要提到的是加工及熏腌食物。香肠、午餐肉、培根等加工肉制品、熏腌肉和腌菜等食品。这些食物虽然味道美味，但却可能隐藏着健康风险。这些食物维生素含量较低，而且在制作过程中通常会添加大量食盐和防腐剂，同时产生大量的亚硝酸盐。特别是在结直肠癌患者术后恢复期间，长期大量摄入这些食物可能对健康造成不利影响。因此，为了降低结直肠癌复发风险，患者应该尽量选择新鲜烹饪的食物，如蔬菜、水果、全谷类食品和健康蛋白质来源（如鱼、豆类、禽肉等）。

术后患者哪些食物要多吃

术后，肠道功能的暂时下降使得饮食成为一个需要格外关注的领域。如何在保证营养的同时，减轻肠道负担，促进身体快速恢复，成为每位患者和家属心中的重要课题。

手术后的初期，患者的肠道就像是一个刚刚经历风雨的小花园，需要细心呵护才能重新焕发生机。这个时候，清流质饮食就像是第一场温柔的春雨，轻轻唤醒沉睡的肠道。先从少量清水开始，小口慢饮，感受那份清凉缓缓流过喉咙，滋润着每一个细胞。当身体适应后，再逐渐尝试清流质食物，如稀释的果汁、稀米汤等，它们的作用在于轻轻启动肠道功能，虽然营养有限，但却是迈向正常饮食的重要一步。

清流质饮食只是短暂的过渡，随着肠道功能的逐渐恢复，患者可以逐步过渡到半流质、软食，最终回归普通饮食。这个过程就像是小花园里的植物，从嫩芽到绿叶，再到繁花似锦，需要时间和耐心。在全流质饮食阶段，虽然食物形态简单，但也要注意营养均衡，避免长期单一饮食导致的营养素缺乏。如果有需要，可以在医生的指导下，适当补充肠外营养，确保身体得到全面的滋养。

在逐步过渡到软质饮食的过程中，患者要遵循"少量多餐，逐步过渡"的原则。每2～3小时进食一次，每次量不宜过多，细嚼慢咽，让食物在口腔中充分咀嚼，减轻肠道的负担。食物的温度要适宜，既不太热也不太冷，以免刺激肠道。进食后，可以适量活动，促进肠道蠕动，同时关注胃肠道的症状，如有不适，及时与医生沟通。

当患者的病情逐渐稳定，饮食也逐渐回归正常的时候，营养管理就显得尤为重要。患者应该进行营养风险筛查，了解自己的营养状况，从而制订合理的饮食计划。在能量摄入方面，患者要保证每天 25 ~ 35 千卡 / 千克体重（1 千卡 = 4.186 8 千焦）的能量供应，碳水化合物供能占比 50% ~ 65%。蛋白质摄入量则根据肝肾功能调整，一般为每天 1.0 ~ 2.0 克 / 千克体重，其中一半以上应为优质蛋白。对于具有骨质疏松风险的患者，还要及时补充钙和维生素 D。

在食物的选择上，术后患者应该追求多样化的饮食，平衡膳食模式是保障营养需要和健康的基础。谷薯类、蔬菜水果类、畜禽鱼蛋奶类、大豆类，这些食物都应该出现在患者的餐桌上。建议平均每天摄入 12 种以上食物，每周 25 种以上，让饮食变得丰富多彩。主食方面，可以尝试将大米与糙米、杂粮、杂豆等搭配食用，既增加了食物的口感和营养，又有助于肠道健康。

具体来说，主食的烹调方式可以多种多样。大米可以做成米饭、米粥、米粉或米糕等；小麦则可以变成馒头、面条、烙饼、面包、疙瘩汤、饺子、馄饨或包子等美味佳肴。其他杂粮也可以通过加工成米或面的方式，与大米或小麦粉混合，制作成各式的中式点心，既满足了味蕾的需求，又保证了营养的均衡。

在蔬菜水果的选择上，患者应该多吃新鲜蔬菜水果，它们富含维生素、矿物质和膳食纤维，有助于促进肠道蠕动和消化。每天至少摄入 500 克蔬菜，200 ~ 350 克水果，让身体充满活力和免疫力。同时，要注意摄入充足的鱼、禽、蛋、乳和豆类食物，减少红肉的摄入，限制加工肉类的摄入。鱼、禽、蛋类和瘦肉是优质蛋白的重要来源，但也要注意适量，避免过多摄入。建议平均每天摄入总量为 120～200 克，相当于每周吃鱼 2 次（相当于 300～500 克）、蛋类 300～350 克以及畜禽肉类 300～500 克。豆类制品如豆腐、豆腐干、豆腐丝等也是不错的选择，可以轮换食用，既变换口味，又能满足营养需求。

在烹饪方法上，蒸、煮、炒、烩等都是不错的选择。蒸制食物能够最大程度地保留食物的营养成分，减少营养素的损失。煮制食物虽然会使部分水溶性维生素和矿物质溶于水中，但汤汁鲜美，不宜丢弃，可以将其作为汤品或浇汁使用。炒和烩则能够增加食物的口感和风味，让饮食变得更加丰富多彩。无论采用哪种烹饪方法，都要注意少油少盐，避免过度加工和高温烹饪产生的有害物质。除了主食和蛋白质来源，患者还可以适当摄入一些坚果和种子类食物。这些食物富含不饱和脂肪酸、维生素 E 和膳食纤维等营养素，有助于降低心血管疾病的发病风险。但是要注意选择非硬壳类的坚果和种子，并适量食用，以免对肠道造成负担。

在饮食调整的同时，患者还要保持良好的生活习惯和心态。适当的运动能够促进身体的新陈代谢和血液循环，有助于身体的康复。可以选择散步、瑜伽等轻度的运动方式，避免剧烈运动对肠道造成刺激。同时，要保持积极乐观的心态，避免焦虑和抑郁等负面情绪的影响。可以与家人、朋友交流分享心情，或者参加一些心理辅导活动来缓解压力。

总之，患者需要根据自己的病情和肠道恢复情况，逐步调整饮食结构和烹饪方法。在保证营养均衡的同时，要注意避免对肠道造成负担和刺激。通过智慧地选择食物和合理的烹饪方法，患者可以让每一口食物都成为身体康复的助力，让生活重新充满阳光和希望。

结直肠癌术后患者在饮食上应遵循一些基本原则，以防止营养不良并促进康复。根据术后恢复情况逐步调整饮食结构，避免过快过渡导致消化不良。确保摄入足够的蛋白质、维生素、矿物质等营养素，以满足身体修复和免疫功能的需求。根据患者的年龄、体质、病情等因素，制订个性化的饮食方案，以更好地满足其康复需求。

吃什么有助于防止营养不良

结直肠癌与饮食、环境、生活方式和遗传因素等紧密相关，这些都可能是结直肠癌发病的幕后推手。在这些因素中，饮食习惯对结直肠癌的影响尤为显著。高脂肪、高动物蛋白、低膳食纤维的饮食结构，加上缺乏运动，让肠道承受了巨大的压力，也为结直肠癌的发生埋下了隐患。而一旦患病，营养不良又成为一个亟待解决的问题。那么，结直肠癌术后患者应该如何调整饮食，远离营养不良，重拾健康生活呢?

我们要明白，营养不良对结直肠癌患者的影响是巨大的。它不仅会降低患者的手术耐受性，增加并发症的发病风险，还会延长住院时间，给患者及家庭增加经济负担。更重要的是，营养不良还会导致患者错过最佳手术时机，降低辅助治疗效果，甚至增加病死率。因此，对于结直肠癌患者，尤其是已经出现营养不良的患者来说，及时给予科学规范的营养治疗是至关重要的。

那么，如何判断患者是否存在营养风险呢？这就需要进行营养评估了。患者的体重指数（body mass index，BMI）低于 $18.5kg/m^2$，或者在未主动减肥的情况下，任意连续时间段（如6个月或更长时间）内体重丢失超过原有体重的10%，或者最近3个月内体重下降超过5%。70岁以下的患者，当前 BMI 低于 $20kg/m^2$；70岁及以上的患者，当前 BMI 低于 $22kg/m^2$。满足以上条件之一，就可以诊断为营养不良了。一旦确诊，就应该立即启动营养治疗，以改善患者的营养状况，提高手术耐受性和治疗效果。

对于结直肠癌手术患者来说，预防营养不良的关键在于早期启动营养治疗。有效的营养治疗可以减少手术各种并发症的发生，促进吻合口愈合，提高患者的生活质量。

在饮食调整方面，患者和家属常常会有一个误区，那就是认为喝汤能够补充营养。实际上，常见的鸡汤、鱼汤、排骨汤等汤类，提供的绝大部分营养只是脂肪，而真正的营养还是在肉里面。因此，对于术后早期需要流质饮食的患者来说，可以适量喝汤，但过渡到软食、普食后，就不建议再用汤来补充营养了。

除了日常饮食调整，结直肠癌术后患者还可能需要接受化疗、放疗或靶向治疗。这些治疗方法虽然能够杀灭癌细胞或抑制其生长，但也会对患者的身体造成一定的损伤和副作用。因此，在治疗期间，患者的饮食也需要进行相应的调整。

对于化疗患者来说，化疗药物可能会导致黏膜炎、口腔干燥、恶心呕吐、腹泻等不良反应，从而影响患者的食欲和营养摄入。因此，在化疗期间，患者应该及时调整饮食结构，避免进食加重呕吐和导致腹泻的食物。饮食宜软烂易消化，但不建议煮成粥类以免能量和蛋白质摄入不足。同时要保证充足的能量和蛋白质摄入，如果进食量较正常有所下降，应优先保证每日优质蛋白类食物的摄入量。并在两餐中间、夜间睡前使用ONS作为加餐增加营养摄入。在化疗的当日及随后几日，由于副作用较明显，应特别注意利用ONS增加营养物质的摄入；而在两次化疗期间，则应强化营养物质的摄入量以弥补之前的营养损耗。

对于放疗患者来说，腹部放疗可能会损伤肠道黏膜屏障功能，导致一系列胃肠道症状，从而影响营养素的消化及吸收。因此，放疗期间，患者应避免进食油腻、高膳食纤维、产气多的蔬果及刺激性食物和碳酸饮料等。可选择如去皮西红柿、煮熟的生菜、土豆等含膳食纤维较少的蔬菜，以保证营养摄入的同时减轻胃肠道负担。

对于靶向治疗患者来说，服用靶向药期间要避免食用西柚及相关食物，主要是因为西柚中含有一种名为呋喃香豆素的物质。这种物质具有抑制肝脏中CYP3A4酶活性的能力。CYP3A4酶在药物代谢过程中扮演着重要角色，它参与了许多药物的代谢和清除。当 CYP3A4 酶活性受到抑制时，一些经由此酶代谢的药物（如许多靶向治疗药物）在体内的清除速度会减缓，从而导致药物在体内的浓度升高。同时患者肠胃功能会有所减弱，应选择有营养、易消化的食物以减轻胃肠道负担。

此外，对于造口患者来说，饮食也有特殊的注意事项。首先要注意饮食卫生，选择新鲜食品以防止发生腹泻给造口护理带来不便；其次要定量进食，防止暴饮暴食导致粪便量过多；同时应尽量减少易产气食物的摄入，以免增加肠道内气体导致不适；最后要避免进食粽子、糯米、年糕等易堵塞肠造口的食物。

吃什么能快速促进营养恢复

术后初期，患者的肠道功能尚未完全恢复，此时饮食应以流食为主。刚经历了一场大手术的身体就像一台需要慢慢重启的机器。这时候，清流质食物就像是最温柔的唤醒键，它们不会给肠道带来太大的负担，又能提供必要的水分和电解质。米汤、面汤、果汁，这些看似简单的食物，却是术后初期最好的选择。随着肠道功能的逐渐恢复，我们可以逐渐过渡到含优质蛋白的流食，比如牛奶、豆浆等。这些食物不仅易于消化，还能提供身体所需的蛋白质和营养素，为身体的康复打下坚实的基础。

当患者的肠道功能进一步恢复，就可以进入半流食阶段了。这个阶段，我们需要更加注重营养的全面和均衡。米粥、面条、馄饨，这些易消化的食物成为主食的首选。同时，我们也不能忘记补充优质蛋白，蛋羹、酸奶、豆腐等食物都是不错的选择。此外，维生素和矿物质的摄入也至关重要，新鲜的水果和蔬菜是最佳的来源。但是，由于此时肠道功能仍未完全恢复，我们需要选择低膳食纤维、易消化的水果和蔬菜，以免给肠道带来过大的负担。在这个阶段，少量多次的进餐方式也有助于消化吸收，让身体更好地吸收营养。

随着时间的推移，患者的肠道功能逐渐恢复正常，我们就可以进入软食阶段了。这个阶段，我们可以逐渐增加食物的种类和营养素的摄入量。主食方面，软饭、饺子、包子等都可以成为选择，它们不仅提供了充足的能量，还能让味蕾得到更多的享受。在蛋白质方面，我们可以选择易消化的肉类、豆制品和鸡蛋等，它们富含优质蛋白，有助于身体的康复。同时，蔬菜和水果的摄入也不能忽视，它们提供了丰富的维生素和矿物质，有助于增强身体的免疫力。在这个阶段，我们还需要注意补充足够的液体，保持身体的水平衡和消化系统的正常功能。

当患者的身体逐渐康复，饮食也可以逐渐过渡到普食阶段。这个阶段，我们需要遵循平衡膳食的原则，确保饮食的多样化和营养的全面均衡。主食、蔬菜、水果、含优质蛋白食物和含脂肪食物都是必不可少的营养素来源。在主食方面，我们可以选择米饭、面条、全麦面包等，它们能够提供充足的能量和膳食纤维，有助于维持肠道的健康。在蔬菜和水果方面，我们需要选择多样化的食物，以确保摄入足够的维生素和矿物质。在优质蛋白食物方面，肉类、鱼类、蛋类、奶制品等都是不错的选择。同时，我们还需要注意摄入适量含脂肪的食物，以提供身体所需的必需脂肪酸和能量。

在结直肠癌术后患者的饮食管理中，优质蛋白的摄入至关重要。优质蛋白是指含有种类齐全、数量充足并且比例均衡的人体必需氨基酸的蛋白质。能够为人体提供充足的必需氨基酸，支持术后患者的细胞组织修复和生理功能的维持。动物性食物和大豆是优质蛋白的主要来源，肉类、鱼类、蛋类、奶制品等动物性食物富含优质蛋白，而大豆、豆浆、豆腐等植物性食物也是不错的选择。这些食物不仅易于消化吸收，还能提供身体所需的氨基酸和营养素，有助于加速康复和提高免疫力。

除了日常饮食的调整，有时患者还需要借助肠内营养制剂来补充营养。肠内营养制剂是一种通过口服或管饲方式输入肠道内的营养补充剂，旨在提供身体所需的营养物质。当患者术后出现摄取或吸收营养不足的情况时，肠内营养制剂就能发挥重要的作用了。医生利用它们，根据患者的具体需求和情况进行个性化调整，为患者提供全面均衡的营养支持。全营养制剂、特殊疾病全营养制剂和组件型肠内营养制剂是肠内营养制剂的主要类型。全营养制剂适用于一般情况下因摄取不足或吸收障碍而需要全面补充营养的患者；特殊疾病全营养制剂则是针对特定疾病或症状设计的营养补充剂；而组件型肠内营养制剂则是根据个体需求进行选用和搭配的营养素补充品。

然而，有些情况下，肠内营养可能无法满足患者的全部营养需求。当患者出现肠道出血、感染、肠瘘、梗阻等术后并发症时，或者出现严重呕吐、腹泻等消化道问题时，就需要考虑使用肠外营养了。肠外营养是通过肠外（如静脉）途径将营养物质直接输送到血液中，以满足身体的营养需求。这种方式可以绕过消化系统的吸收和消化过程，直接为身体提供所需的营养素。但是，肠外营养的使用同样需要严格遵循医生的建议和指导，确保正确的使用方法和剂量。同时，我们也需要密切关注患者的身体反应和营养状况，及时调整营养支持方案。

4. 术后营养管理小妙招与常见误区

在结直肠癌术后患者的营养管理中，正确辨别食物的可食用性至关重要，网络上存在一些关于食物的谣言，可能会误导患者及其家属。接下来，我们就说一说都有哪些小妙招和常见的误区。

术后营养管理小妙招

术后早期，很多患者都会因为担心伤口疼痛或肠道不适而不敢进食。但实际上，术后早期进食是非常重要的。它不仅能够促进胃肠道功能的恢复，还能减少术后并发症的发生，缩短住院时间，甚至降低死亡率。所以，医生通常会鼓励患者在术后尽早开始进食。当然，刚开始的时候，食物的选择要以清淡、易消化为主，避免给肠道带来过大的负担。

除了早期进食，持续关注自身的营养状况也是至关重要的。结直肠癌患者在术后需要定期进行营养风险筛查，从体重、进食、体力变化等多方面关注自己的营养状况。一旦发现问题，就要及时咨询专业营养师进行营养状况综合评估，防患于早期。这样，我们才能确保身体得到足够的营养支持，加速康复进程。

对于术后存在营养不良的患者，医生通常会建议在出院后继续接受 4 ~ 8 周的营养治疗。这时候，ONS 就成为一个不错的选择。它能够满足患者能量和蛋白质的需求，帮助身体快速恢复。当然，对于术后中、重度营养不良的患者，以及需要进行辅助放化疗的患者，营养治疗的时间可能会更长，达到3～6个月甚至更久。

那么，如何给予结直肠癌患者充足的营养呢？其实，这需要根据患者的具体情况进行个体化的营养治疗。一般来说，术后患者的食物摄入的能量很少能超过1 500千卡/天（1千卡=4.186 8千焦），所以推荐通过ONS来满足能量和蛋白质的需求。如果患者不能尽早经口进食或经口进食能量摄入不足，还可以考虑管饲肠内营养。在制订营养方案时，医生会综合考虑患者的身体状况、手术方式、并发症等因素，确保营养治疗的科学性和有效性。

在营养管理的过程中，饮食原则也是非常重要的。结直肠癌术后患者要遵循合理膳食、适当运动的原则，保持适宜的、相对稳定的体重。体重是评价人体营养和健康状况的重要指标之一，所以患者要定期监测体重，确保身体处于健康状态。同时，食物的选择也要多样化，尽可能达到《中国居民膳食指南（2022）》中的推荐，即平均每天摄入12种以上食物，每周25种以上，以确保获得全面的营养素。这样，我们才能确保身体摄入足够的营养素，维持正常的生理功能。

当然，在饮食方面，结直肠癌术后患者还需要注意一些细节。比如要少油少盐、控糖戒酒，避免摄入过多动物性油脂和饱和脂肪酸。同时，还要避免摄入刺激性比较大的食物，如辛辣、冷热及腌制的食物，以免给肠道带来刺激，引起不适症状或诱发术后并发症。此外，患者出院后要保持生活饮食规律，注意饮食卫生，养成定时排便的良好习惯。对于有造口的患者来说，还需要特别注意避免选择对肠道刺激性强的食物，以免影响造口的功能和康复。

说到食物多样化，很多患者可能会觉得有些困难。毕竟在术后恢复期间，胃口和消化功能都可能受到影响。但是，我们可以通过一些小妙招来实现食物多样化。比如记录一下自己的饮食情况，看看进食的食物种类是否丰富，是否达到了《中国居民膳食指南（2022）》的推荐量。在平衡膳食的基础上，每天尽量摄入谷薯类、蔬菜水果类、畜禽鱼蛋奶类、大豆坚果类这几类食物。如果觉得自己做不到每天摄入这么多种类的食物，也可以尝试一些营养补充品来弥补不足。

在结直肠癌术后康复期的患者的营养管理中，优质蛋白饮食也是非常重要的。蛋白质是生命的物质基础，能够促进生长发育和组织修复，调节人体生理功能等。优质蛋白来源包括瘦肉、鱼类、蛋类、乳制品以及大豆等。由于肿瘤患者容易出现蛋白质代谢异常，所以增加优质蛋白摄入能够提供组织修复所需的营养物质，促进伤口愈合；同时还能促进免疫细胞功能增强免疫力，帮助患者抵抗感染和其他疾病；以及维持肌肉力量和肌肉功能等。因此，在术后恢复期间，患者要特别注意增加优质蛋白的摄入。

最后，我们来说说结直肠癌患者居家如何烹饪才能保留食物营养。在家庭烹饪中，保留食物营养的关键在于选择合适的食材、处理技巧和烹饪方法。首先要选择新鲜食材,蔬菜水果优选当地、当季的食材,这样可以最大限度保留营养且口味更好。对于肉类和鱼类也要选择新鲜或正确冷藏的产品,以保证品质和营养。其次要正确处理食材,清洗蔬菜和水果时尽量在流动水下轻轻冲洗,并先洗后切以避免丢失水溶性维生素。在烹饪方法上要选择能够更好保留营养的方式,如蒸煮、短时间快速炒等,并避免长时间的煮沸或高温油炸以免导致营养素流失和产生有害物质。此外还要合理搭配食物,以促进营养素的吸收和利用。最后已经烹调好的食物应尽快食用,避免反复加热,以免营养素丢失和产生有害物质。

术后患者能吃"发物"吗

很多患者在术后都会问:"我能吃发物吗?"这个问题背后,其实是对传统饮食禁忌的深深顾虑。"发物"是一个民间流传已久的概念,指的是那些富有营养但可能具有刺激性或者增强身体应激反应,容易诱发某些疾病或加重已发疾病的食物。这个概念给人一种神秘又微妙的感觉,好像是个雷区,一不小心你就会踩到。

但话说回来,"发物"到底是什么呢?在中医的眼里,食物之所以能防治疾病,是因为它们有特定的寒热属性。如果吃了不适合的食物,就会诱发旧疾,加重已发的疾病,这就是"发物"的由来。广义上讲,它就是食性与病性相同的食物,比如寒性食物会诱发和加重寒证,热性食物则能诱发和加重热证。狭义的"发物"则更具体，包括性偏升发的食物和容易生内风的食物，这些食物在现代医学中往往与变态反应有关。

那么，"发物"为什么会诱发疾病呢？其中的原因可不少。首先，一些动物性食品中含有的激素，可能会让人体内某些机能亢进或引起代谢紊乱、应激反应等。其次，某些食物中的异种蛋白可能成为变应原，引起变态反应。最后，一些刺激性较强的食物，比如酒类、葱蒜等，它们对炎性感染病灶来说如同火上浇油，极易引起细胞因子的过度反应。

说到"发物"，大家可能首先想到的是海鲜、食用菌、畜禽类、蔬菜类和水果类这些常见的食物。海鲜类如黄鱼、带鱼、鲳鱼、海虾、海蟹等，对于过敏体质者来说，它们可能成为过敏性疾病的诱发因素。食用菌类如香菇、平菇等，虽然营养丰富，但也可能成为"发物"。畜禽类如牛肉、羊肉、鸡肉、鸡蛋等，这些食物在日常生活中随处可见，但也可能成为"发物"。蔬菜类如香椿芽、韭菜、芥菜、竹笋等，虽然口感清爽，但也可能诱发疾病。水果类如芒果、桃子、榴莲、荔枝等，这些甜美的食物，也可能成为"发物"。上述食物都可能含有致敏的物质，如不成熟的芒果含有醛酸对皮肤黏膜刺激引发过敏。从中医辨证的角度看，这些食物多属于偏温燥，不适合阴虚火旺或者有炎症的患者。

在中医的分类中，"发物"更是被细分为发热之物、发风"发物"、助湿"发物"、积冷"发物"、动血"发物"

和发泄之物等六大类。每一类都有其特定的食物和对应的疾病特点。

那么，对于结直肠癌术后的患者来说，到底能不能吃"发物"呢？这需要具体问题具体分析。手术后，患者的身体经历了巨大的创伤，需要进食高蛋白、富含维生素类食物以补充营养。而从肿瘤营养学的角度看，"发物"多为富含蛋白和各种营养素的食物，这些食物不仅是营养素的优质来源，而且对提高机体的免疫力、促进肿瘤患者的康复具有积极作用。

肉、蛋、奶、鱼等高蛋白质类食物，具有补益气血的作用，非常适合气血不足的患者。对于结直肠癌术后患者来说，只要没有过敏反应，吃了没有不良反应，这些所谓的"发物"就可以适量食用。当然，控制吃的量也是非常重要的，毕竟任何食物过量都可能对身体造成负担。

要注意的是，术后初期患者的消化功能往往比较差，正气未复，饮食失当可能会导致病情反复或诱发其他疾病。因此，在选择食物时，患者需要特别小心。对于曾患过敏性疾病的结直肠癌患者来说，如鱼、虾、蟹、贝、椿芽、蘑菇以及某些禽畜的肉、蛋等，是应该谨慎选择或避免食用这些食物。

那么，结直肠癌患者术后何时开始补充"发物"呢？这其实也要根据患者的具体情况来定。一般来说，患者术后肠道功能虚弱，多有脾胃气虚表现。因此，建议先从主食类食物开始食用，相对于蛋白质和油脂类食物，主食类食物更好消化。软饭、馒头、婴儿米粉等都是不错的选择，可以鼓励患者进食。

主食类的粳米、小米、山药、莲子米、芡实等食物，中医认为它们具有补中益气、健脾和胃的功效。但对于便秘腹胀的患者来说，山药、莲子米、芡实等食物应慎用，可以选择萝卜、麦芽等帮助行气消胀的食物，或喝些陈皮水改善腹胀后再健脾补气。

在选择"发物"时，结直肠癌患者需要特别注意自己的体质和食物的属性。每种食物都有着各自的属性和偏性，都有适合的人群和不适合的人群。如果患者术后有全身或局部切口感染，就不适合食用姜、辣椒等辛辣温热性的食物。但对于平时阳虚体寒且术后不伴有感染发热的患者来说，适当进食羊肉、牛肉、姜、蒜等这些温热性食物可以益阳祛寒、改善阳虚症状，反而有助于患者提高免疫功能、促进术后快速康复。

因此，全盘忌口所有"发物"是错误的做法。个人体质也具有阶段性，同一个人在不同的状态之下，对"发物"的反应也不一样。患者应该在中医辨证论治的基础上，分析自己的体质和食物的属性，才能清楚在某个疾病阶段哪些是"发物"。如果将所有可能是"发物"的食物都拒之门外，导致能吃的食物非常受限，反而容易引起饮食不均衡和营养不良，使机体抵抗力下降，更容易促进癌症的复发。

那么，术后结直肠癌患者如何更好地发挥"发物"的作用呢？这其实需要一些技巧和方法。蛋白质类食物不易消化，可以通过改变加工方式来改善，比如将食物切细、剁烂、蒸煮，以及细嚼慢咽、少量多餐等方式都可以帮助消化。此外，选择更容易消化的蛋白质类食物也是关键，豆腐皮、鸡蛋羹、细嫩鱼虾、嫩猪肝等都是不错的选择。同时，要避免大量食用老肉和浓汤，以免给肠胃造成过大的负担。

对于不能耐受蛋白质类食物的患者来说，可以选择蛋白质补充剂等特殊营养制剂来替代。这些补充剂通常富含优质蛋白和各种营养素，可以满足患者的营养需求，同时减轻肠胃的负担。

结直肠癌术后患者还容易出现一些特定的中医证型，如气血两虚型、湿热蕴结型、脾肾阳虚型、气滞血瘀型和肝肾阴虚型等。针对这些证型，中医会采用辨证施治的方法，为患者制订个性化的饮食方案。

对于无寒热偏性的患者来说，可以选择平性的瘦猪肉作为蛋白质的来源。但对于平时畏寒怕冷、脾肾阳虚型的患者来说，可以选择热性的蛋白质如牛肉、羊肉等。在食物加工过程中，可以适量加入姜、蒜、胡椒等调料，以增加食物的温热性。同时，要忌口螃蟹、兔肉等食物，以及西瓜、梨、柿等各种生冷水果食物。而对于有肝肾阴虚、口干便秘的患者来说，应该忌口偏温热性的食物，宜多进食滋阴润燥的食物如银耳、玉竹、桑葚、梨汁、甘蔗汁等。这些食物可以帮助患者缓解口干便秘的症状，同时补充身体所需的营养。

总得来说，结直肠癌术后患者的饮食调理是一个复杂而细致的过程。在选择食物时，患者需要根据自己的具体情况和中医的辨证施治原则来制订个性化的饮食方案。既要保证营养充足，又要避免忌口过度导致营养不良。同时，还要注意饮食的多样性和均衡性，让身体在术后能够尽快恢复健康。

术后患者到底要不要吃灵芝

术后患者们不仅要面对身体上的挑战，还要应对心理上的压力和生活习惯的改变。而在这场漫长的恢复之旅中，中药治疗调理逐渐成为许多患者的选择，其中，灵芝更是备受瞩目。

灵芝，这个在古老传说中被赋予神秘色彩的中草药，它是否真的如人们所说，拥有治疗癌症的神奇力量呢？让我们一起走进灵芝的世界，揭开它的神秘面纱。灵芝是多孔菌科真菌赤芝或紫芝的干燥子实体，它的名字就带着一种仙气。在《神农本草经》中，灵芝被列为上品药物，被认为有益心气、安精魂、补肝益气、坚筋骨之功效。在现代医学的研究中，灵芝的化学成分丰富，包括多糖、三萜、甾醇、蛋白质等，这些成分共同构成了灵芝抗肿瘤作用的物质基础。

但我们要明白，灵芝并不是神药，它不能单独治愈癌症。灵芝更像是一个辅助者，它通过调节患者的免疫力，抑制癌细胞的增殖，促进癌细胞的凋亡和自噬，以及抑制癌细胞的侵袭和转移，来辅助抗肿瘤治疗。对于结直肠癌术后患者来说，灵芝的这些作用无疑是有一定帮助的。

术后的患者，身体往往处于正气不足、气血亏虚的状态。这时，灵芝的补气安神、止咳平喘的功效就能发挥一定的作用。特别是对于那些出现失眠、腰膝酸软、动则气喘等虚证表现的患者来说，灵芝无疑是一个不错的选择。然而，灵芝的苦涩味道却是让许多人望而却步的原因。如果患者因为味苦而引起纳谷不香，即脾胃的消化和运化能力减弱，吸收的食物逐渐减少，那么就要立刻停止服用。毕竟，胃气受损、脾气不运是导致结直肠癌术后患者很难康复的一种不良状态，而灵芝的苦味可能会加重这种状态。

当然，除了直接服用灵芝，市场上还有许多灵芝类产品供患者选择。这些产品通常以灵芝为主要原料，通过不同的加工方式制成，如灵芝孢子粉、灵芝胶囊等。对于结直肠癌术后患者来说，这些产品无疑是一种更为方便、易接受的选择。特别是灵芝孢子粉，它蕴含了丰富的糖肽类、萜类、生物碱类物质，可以显著提高人体的免疫机能。但要注意的是，灵芝孢子的外壁由一层极难被人体胃酸消化的几丁质构成，如果不进行破壁处理，其有效成分的吸收率会大大降低。因此，在选择灵芝类产品时，患者们一定要仔细甄别，选择那些经过破壁处理的产品。

那么，在结直肠癌术后的恢复过程中，哪些患者适合吃灵芝呢？从中医的角度来看，结直肠癌的发生与脾虚有着密切的关系。脾虚导致水谷精微失于运化，痰湿内生，下迫肠道，阻滞气机进而导致痰、湿、瘀、毒互结，日久形成积块而发病。因此，在结直肠癌术后，患者往往会出现气血亏虚进一步加重的情况。这时，根据患者的具体症状特点，可以将结直肠癌的术后状态进一步细分成五个中医证型：肝肾阴虚型、脾肾阳虚型、气血两虚型、湿热蕴结型和气滞血瘀型。

对于肝肾阴虚、脾肾阳虚以及气血两虚的患者来说，灵芝是可以作为术后调补的中药来使用的。特别是气血两虚的患者，他们是最适合使用灵芝的类型。因为灵芝的补气安神、补肝益气的功效正好可以针对他们的症状进行调理。然而，对于气滞和湿热明显的术后患者来说，应当先予以祛邪开路，而后再考虑使用灵芝。因为这时他们的身体还需要进一步地清理和排毒，如果直接使用灵芝进行调补，可能会加重身体的负担。

当然，对于中医证型的判断并不是一件简单的事情。它需要专业中医大夫根据患者的具体症状、体质以及舌苔、脉象等多个方面进行综合评估。除了灵芝，结直肠癌术后患者还可以考虑其他的中药治疗调理方法。比如，根据患者的具体症状，中医大夫会开具不同的中药方剂进行调理。这些方剂通常包括一些具有补气、养血、健脾、和胃等功效的中草药，可以帮助患者恢复身体的正气，提高免疫力，从而更好地抵抗病魔的侵袭。

他们还可以根据自己的口味和喜好，选择一些具有抗癌作用的食物进行食用，如西蓝花、胡萝卜、猕猴桃等。这些食物不仅营养丰富，还可以帮助患者提高身体的抗癌能力。

在结直肠癌术后恢复过程中，患者需要保持积极的心态，配合医生的治疗和调理方案，同时也要注意饮食和生活习惯的调整，这样才能更好地战胜病魔，恢复健康的生活。而灵芝，作为中药治疗调理中的一种选择，它可以在一定程度上帮助患者们恢复身体的正气，提高免疫力。但在使用灵芝之前，一定要咨询专业的中医，以确保自己的选择是正确的。同时也要明白，灵芝并不是神药，它不能单独治愈癌症，只能作为辅助治疗的一部分来使用。

少吃饭能"饿死"肿瘤吗

在结直肠癌患者中，营养不良的发生率竟然高达 40% ~ 80%。这背后的原因，既有肿瘤本身的消耗，也有消化道症状导致的摄入不足。那么，面对这样的困境，结直肠癌患者该如何合理饮食，既保证营养，又助力康复呢？

肿瘤是一种异常增生的新生细胞群，它们的代谢十分旺盛，具有无限增殖的能力。为了满足这种快速增长和分裂的需要，癌细胞内部形成了一种特殊的代谢网络，使得细胞基本结构成分如蛋白质、脂类和核酸的合成增强。这就意味着，癌细胞需要大量的能量和营养物质来支持它们的生长。而葡萄糖，作为细胞的主要能源物质，被癌细胞消耗得尤为明显。癌细胞的糖酵解能力是正常细胞的 20 ~ 30 倍，这种代谢方式虽然产生的能量远低于有氧氧化，但能为癌细胞快速提供能量。

然而，这种代谢方式的增强，却是以消耗患者体内的营养物质为代价的。癌细胞高度依赖葡萄糖的糖酵解途径提供能源，导致患者体内的糖类等能源物质被大量消耗。同时，癌细胞还分泌多种炎症因子，导致机体处于一种慢性、低度、持续、不可逆的炎症反应状态。这种状态下，机体合成新的蛋白质、脂肪等生物分子的能力降低，同时机体分解蛋白质、脂肪等生物分子的过程加速。从营养物质代谢来说，就表现为机体蛋白质分解效应强于合成效应，机体脂肪分解增加，外周葡萄糖利用下降，同时葡萄糖的转化增加。这导致患者体内的营养物质和能量被持续消耗，而新的组织和能量补充不足，从而使得患者处于一种慢性的、逐渐恶化的消耗状态。

面对这样的困境，有些患者可能会想，既然癌细胞需要营养，那我少吃点，是不是就能"饿死"肿瘤了呢？其实，这种想法是错误的。因为癌细胞在直到人死亡前，都在抢夺正常细胞的养分。如果患者营养摄入不足，正常的细胞就不能发挥自身的生理功能。这样，不仅无法"饿死"肿瘤，反而会让患者的身体消耗变得更快，加速疾病的恶化。

当然，对于结直肠癌患者来说，由于消化道症状的影响，有时候可能无法摄入足够的营养。这时候，就需要寻求专业的营养支持了。如果患者存在营养不良的风险或已经营养不良，应及时寻求医生或营养师的帮助。他们会根据患者的具体情况，制订个性化的营养治疗方案。

在术前营养治疗方面，如果结直肠癌患者经评估存在中、重度营养不良，应进行术前 10 ～ 14 天或更长时间的营养治疗。首选的方式是 ONS，即通过口服营养制剂来补充患者所需的营养。当 ONS 不能满足营养需求时，可选择肠内管饲。如果肠内营养无法实施或不能满足营养需求时，则应选择补充性肠外营养或全肠外营养。对于需要短期内快速改善术前营养状况的患者，可使用 PN 联合 EN 治疗。

术后营养治疗同样重要。结直肠癌患者术后 4 ～ 6 小时，可少量经口进食清流质饮食，如米汤、去油肉汤等。若无不适，术后第三日可进食部分半流食，如米粥类，并同时联合 ONS。再经过一段时间的恢复后，可以进食面条、鸡蛋羹等软烂的食物，最终逐步过渡到正常饮食。对于并发肠梗阻或吻合口瘘的患者，推荐给予 PN 治疗。而对于术后存在营养不良的患者，建议出院后继续接受 4 ～ 8 周的营养治疗。推荐使用肿瘤标准配方的特殊医学用途配方食品（food for special medical purpose，FSMP）进行 ONS。这种营养制剂提高了脂肪的比例，具有较高的能量密度，同时添加了 ω-3 脂肪酸，有益于改善机体炎症状态。

除了专业的营养治疗，结直肠癌患者在日常饮食中还需要注意一些细节。比如，要尽量选择易消化的食物，避免油腻、辛辣等刺激性食物。同时，要保持饮食的多样性，确保摄入足够的营养物质。此外，还要注意饮食的卫生和安全，避免食物中毒等意外情况的发生。

第四章

结直肠癌术后治疗与随访

1. 术后常见的感染和肠梗阻

在结直肠癌手术治疗过程中，尽管医生们会采取严格的无菌措施，但术后感染的发生率仍然较高，约为5%～40%。此外，肠梗阻也是术后常见的并发症之一。因此，了解和掌握这些并发症的防治知识至关重要，以便能够及时采取有效的预防和治疗措施，从而减轻患者因并发症带来的痛苦，促进术后恢复。

如何防治术后常见的5类感染

下面要说的这些感染，如同不速之客，不仅给患者带来额外的痛苦，还会延长恢复时间，增加住院天数和医疗花费，更有可能影响到后续的治疗计划。因此，了解并掌握结直肠癌术后感染的防治知识，对于患者和家属来说，无疑是一项重要的任务。

首先要面对的就是手术切口感染这一最常见的并发症。想象一下，我们的身体就像是一座城堡，而手术切口就像是城堡墙上的一道裂痕。这道裂痕，如果处理不当，就会成为细菌入侵的通道。在结直肠癌手术中，由于肠道含有大量的细菌，因此切口感染的风险尤为突出。肠道准备不充分、手术操作中的污染，以及患者自身情况和术后护理的不当，都可能成为切口感染的推手。

为了预防切口感染，我们需要从多个方面入手。加强营养支持治疗是关键之一，术后适当多吃一些高蛋白食物，如蒸鸡蛋、鱼肉、鸡肉等，可以帮助身体更好地抵抗感染。同时，对于合并糖尿病的患者来说，积极控制血糖也是必不可少的。血糖的波动，就像是一股不稳定的暗流，会扰乱身体的内环境，增加感染的风险。此外，按照医生的嘱咐及时定期换药，注意观察伤口情况，也是预防切口感染的重要措施。对于切口较长或已经发生感染的患者，使用医用弹性腹带或多头腹带，可以减轻腹部切口的张力，降低切口裂开的风险。患者咳嗽时，腹腔压力增高，容易撑开切口，这时可以让患者或家属用两只手从腹部两侧向中间轻轻推压，以减轻腹部切口的张力。

　　除了切口感染，肺部感染也是结直肠癌术后常见的并发症之一。手术中的气管插管、胃管的放置，以及术后腹部切口的疼痛，都可能让患者不敢或不愿意咳嗽、咳痰。而痰液积聚在肺部无法排出，就会导致肺部炎症的发生。特别是对于既往有肺部疾病和长期吸烟的老年患者来说，术后并发肺炎的风险更高。

　　为了预防肺部感染，术前和术后的戒烟是必不可少的。同时，术前进行咳嗽训练、呼吸功能锻炼也是有效的预防措施。深呼吸锻炼、吹气球锻炼、咳嗽锻炼等方法，都可以帮助患者在术后更好地咳嗽、咳痰。术后鼓励患者早期咳嗽咳痰也是关键之一，如果痰液太干无法咳出，可以喝一两口水湿润喉咙后再用力咳嗽。此外，术后勤翻身、拍背也有助于痰液的排出。

拍背时，家属可以让患者采取坐位或者侧卧位，手掌合成杯状由下至上、由两侧向中间轻轻叩击患者的背部，每次 10 ～ 15 分钟。注意力度要均匀一致，切勿以掌心或掌根部拍背。术后鼓励患者早期下床活动也有助于痰液的咳出和降低肺炎发生的可能性。当然，及时向医生汇报咳嗽咳痰的情况也是必不可少的。医生会根据患者的不同情况给予相应的化痰类药物或雾化吸入等治疗。

腹腔感染则是结直肠癌术后最为严重的感染性并发症之一。其发生率高达 11% ～ 26%，通常需要行介入治疗甚至二次手术治疗。肥胖、糖尿病、营养不良和长期卧床等都是引发腹腔感染的主要危险因素。为了预防腹腔感染的发生，我们需要加强营养支持和积极控制血糖。同时，半卧位和多下床活动也有助于腹腔内积液和积血的吸收，从而降低腹腔感染发生的可能性。此外，注意保护腹腔引流管，避免导管滑脱，也是预防腹腔感染的重要措施之一。如果引流管滑脱导致腹腔内积血、积液无法排出则会增加感染的机会。

然后说说尿路感染这一并发症。受到长期留置导尿管、反复多次插导尿管以及男性患者合并前列腺肥大等因素的影响，结直肠癌术后患者容易发生尿路感染。而直肠癌手术时有损伤支配排尿功能的神经的风险，也会导致术后出现排尿功能障碍，从而增加尿路感染的机会。为了预防尿路感染的发生，我们需要保持尿道口和尿管周围的清洁，定期清理污物，并遵医嘱间断夹闭尿管训练膀胱功能。夹闭尿管的方法为将尿管完全夹闭使尿液无法流出，在患者有尿意时再放开尿管5分钟，然后再夹闭尿管，如此循环往复。如果一直没有尿意则每2~3小时开放一次尿管。注意晚上睡觉时一般不要夹闭尿管，以免影响患者的休息。当然，尿管放置时间过长会增加感染的机会，所以术后要遵医嘱及时拔除尿管。

最后要提到的就是中心静脉导管感染这一并发症了。结直肠癌术后，如果中心静脉导管留置时间过长就容易发生导管感染。这种感染常表现为术后1周左右突然出现发热，有时还会伴穿刺部位的红肿等症状。为了预防中心静脉导管感染的发生，我们需要注意不要去触碰和搔抓导管穿刺部位的皮肤以保持其清洁。一旦因为出汗导致导管表面的贴膜贴合不牢时，应及时联系护士更换贴膜以防止细菌侵入。同时，中心静脉导管的留置时间不能太长，要听从医护人员的指示在术后1周左右拔除以降低感染的风险。

术后为什么容易发生肠梗阻

肠梗阻，简单来说，就是肠道里的内容物因为某种原因被堵住了。想象一下，我们每天吃的食物、喝的水，还有呼吸、说话时吸入的气体，最后都要经过肠道变成粪便和气体排出体外。这个过程就像是一条繁忙的运输线，如果某个环节出了故障，货物就会堆积，造成拥堵。肠道也是一样，如果某个部位堵住了，食物、消化液和气体就会积聚在肠腔内，导致肠管扩张，出现腹痛、腹胀和恶心呕吐等症状。那么，为什么结直肠癌术后容易发生肠梗阻呢？这其实和手术本身以及术后的生理变化有很大关系。

首先，手术和麻醉的应激状态会抑制患者的胃肠道运动。就像我们平时生病或者紧张时，胃口会不好，肠道也会"罢工"一样。手术后的肠道也需要一段时间来恢复它的正常工作状态。

其次，结直肠癌手术时，肠管表面会因为手术操作而受损，导致术后肠管表面分泌纤维蛋白，造成肠管与肠管、腹壁和大网膜之间形成粘连。这些粘连就像在腹腔内设置了"障碍"，会阻碍肠内容物的通过。

最后，肠道手术会促进机体释放大量炎症因子，导致肠道炎性水肿，进一步抑制肠道运动。这就像是突然变成一个个大胖子挤在一起，谁也走不动了。而且，肠道被切断后重新吻合，会影响肠道运动的连续性。就像一条被剪断的绳子，虽然重新接上了，但接口处总会有些不顺畅。手术后腹腔内的积血、积液、坏死组织也有可能引起肠粘连和肠梗阻。这些物质如同腹腔内的"异物"，若不及时清除，可能会占据并压缩肠道的正常空间，从而影响肠道的通畅性。术后水电解质平衡和酸碱平衡紊乱也会抑制肠道运动。这就像肠道里的"润滑油"不够了，肠道自然也就"转"不动了。

肠粘连是如何引起肠梗阻的呢？其实，肠粘连可以通过多种机制导致肠腔狭窄或肠内容物通过障碍。比如，粘连可能使肠管之间或肠管与其他腹腔结构之间形成固定的连接，进而造成肠腔的狭窄，从而限制了肠管的正常活动；局限性粘连导致肠管折叠或被牵拉成锐角，使肠内容物通过困难；粘连束带压迫肠管，导致肠腔变窄；粘连束带与周围结构组成小的环状结构，肠管疝入后无法出来，造成闭袢性肠梗阻；粘连部位的肠管发生扭转，导致肠腔闭塞等。

如果出现术后一直没有明确的排气排便，或者经过短暂的排气排便后再次出现肛门排气排便停止，并伴有腹痛、腹胀、恶心呕吐等不适，那就要警惕肠梗阻的发生了。这些症状不一定全部出现，有的患者可能只有一两个症状，而且出现顺序和严重程度也各不相同。因此，术后密切观察患者的病情变化非常重要。

为了确诊肠梗阻并判断其类型和严重程度，医生通常会建议患者进行全腹部CT平扫。这项检查就像给肠道拍了个"X光片"，能够清晰地显示出肠管扩张、肠腔内的气体和液体以及气液平面等肠梗阻的典型表现。同时，医生还会根据患者的血常规、肝肾功能和电解质等检查结果来评估患者的整体状况和并发症风险。

那么，哪些结直肠癌患者容易发生肠梗阻呢？一般来说，老年患者、术前合并肠梗阻的患者以及肿瘤分期较晚的患者更容易发生肠梗阻。这是因为老年患者身体情况较差，下床活动时间较晚且活动量较少；术前合并肠梗阻的患者肠壁充血水肿且分泌大量炎症因子；而肿瘤分期越晚手术范围和淋巴结清扫范围越大，进而增加了术后炎症、水肿和发生肠梗阻的风险。

既然肠梗阻这么让人头疼,那我们该如何预防它的发生呢?其实,预防肠梗阻的关键在于术后早期活动、正确的饮食以及密切观察患者的病情变化。术后早期活动对于预防肠梗阻至关重要。卧床时间越久,发生肠梗阻的风险就越高。因此,医生通常会建议患者术后尽早下床活动。一开始,由于体力尚未恢复,患者可能只能在病床上进行轻微的活动,如翻身和调整卧姿,其中包括轻微地抬起臀部以缓解长时间平躺带来的不适。等体力稍微恢复后,患者就可以下床了,在床边短时间站立或走动。大多数患者一般术后第二天开始就可以下床活动了。活动时要注意循序渐进,逐渐增加走路的时间和距离。目标为每 2～3 小时下床活动一次,每次活动 20～30 分钟。这样不仅可以促进肠功能的恢复,还可以显著降低粘连性肠梗阻的发生概率。

　　除了早期活动,正确的饮食也是预防肠梗阻的重要一环。在结直肠癌手术后恢复经口进食的过程中,要注意循序渐进、少食多餐、逐步恢复。一开始可以吃一些流质饮食如米汤、藕粉、鱼汤等,少量多次逐渐增加。然后再逐渐过渡到稠一点的食物如蒸鸡蛋、稀饭、烂面条、酸奶、鱼肉、炖烂的猪肉和鸡肉等。术后两周左右开始添加蔬菜水果,先用榨汁机将蔬菜水果榨成汁吃几天,然后切碎了吃几天,再逐渐增加。但是要注意避免吃一些不易消化和粘连性食物如糯米、年糕、粽子和柿子等。这些食物容易粘连成团块状堵塞肠管引起肠梗阻。另外牛奶、豆浆、豆制品、白萝卜和糖水等食物容易引起胀气,也要少吃。

最后，密切观察患者的病情变化也是预防肠梗阻的重要措施。一旦发现患者有可疑的肠梗阻症状如肛门排气排便减少、腹痛、腹胀、恶心呕吐等，要立即停止进食并与医生汇报以便及时处理。这样可以避免病情进展为严重的肠梗阻。

当然，如果不幸发生了肠梗阻，也不必过于慌张。大多数结直肠癌术后一个月以内的肠梗阻是粘连性的不完全性肠梗阻，可以通过积极的保守治疗后好转。治疗措施主要包括禁食水、下胃管进行胃肠减压、下床活动、使用开塞露或液状石蜡等药物促进排便、静脉输液和营养支持等。如果保守治疗无效或病情持续加重，可能需要进行手术治疗。

2. 术后患者还需要做什么

术后哪些患者需要放疗

当我们谈论辅助放疗时，实际上是在说，在手术切除肿瘤后，为了进一步巩固治疗效果，防止癌细胞卷土重来，医生们会利用放射线这一特殊武器，对手术区域进行额外的攻击。这种治疗通常是在患者身体逐渐恢复，伤口愈合后开始进行。它就像是一场精准的清扫行动，旨在消灭那些可能潜伏在体内的残余癌细胞。

那么，为什么结直肠癌术后需要进行这样的辅助放疗呢？这主要源于恶性肿瘤的两个特性：侵袭性和转移性。癌细胞就像是一群狡猾的敌人，它们不仅会在原发部位形成肿瘤，还可能通过血液、淋巴等循环途径流向全身，形成隐匿性转移。手术虽然能够切除可见的肿瘤，但对于那些已经转移或处于"休眠状态"的癌细胞，往往却无能为力。因此，为了降低肿瘤复发或远处转移的风险，医生们会建议患者进行术后辅助治疗，其中就包括辅助放疗。

在结直肠癌中，结肠和直肠虽然同属于大肠的一部分，但由于它们在解剖结构和功能上的差异，术后治疗方案也有所不同。对于结肠癌患者来说，术后一般不需要进行辅助放疗，而是根据肿瘤的分期情况进行辅助化疗。然而，在极个别情况下，如手术后肿瘤残留或复发风险极高时，医生可能会考虑对患者进行辅助放疗。

直肠癌的治疗方案则更为复杂。中国临床肿瘤学会治疗指南推荐患者先接受放疗（可能联合化疗），再进行手术。这是因为术前放疗可以使肿瘤缩小，增加患者保肛的概率，并提高手术的安全系数。但即便如此，术后辅助放疗仍然是部分直肠癌患者不可或缺的治疗环节。特别是对于那些术前分期不准确、术后病理检查发现分期更晚或存在切缘阳性可能的患者，以及伴有复发高危因素、淋巴结清扫不彻底的患者，术后辅助放疗显得尤为重要。

是否需要进行术后辅助放疗，通常依赖于一系列复杂的因素，包括病理情况、手术方式、淋巴结清扫总数等。因此，每个患者的术后治疗方案都是个体化的，需要等待术后病理报告结果，并由主管医生与患者及家属详细沟通后才能确定。

那么，结直肠癌术后辅助放疗究竟有哪些优点和缺点呢？让我们先来看看它的优点。首先，术后肿瘤分期更加准确，可以避免对早期患者的过度治疗。其次，术中可以标记可能残留的部位，使照射更加精确。此外，辅助放疗还能降低肿瘤局部复发率，并且不会推迟手术时间。然而，就像任何治疗手段一样，辅助放疗也并非完美无缺。它可能会增加放疗相关并发症的发生概率，特别是当放疗过程中小肠等敏感器官受到的照射量增加时。例如，小肠受到过量照射可能会引发放射性肠炎，这是一种常见的放疗并发症，表现为腹泻、腹痛、甚至肠道出血等症状。此外，长期的小肠照射还可能增加肠梗阻、肠穿孔等严重并发症的风险。因此，在进行辅助放疗时，需要仔细规划照射范围，以尽可能减少对小肠等敏感器官的照射，从而降低并发症的发生概率。同时，手术导致的局部区域乏氧状态也可能影响放疗的抗肿瘤作用。

尽管如此，当医生建议患者进行术后辅助放疗时，通常是因为他们认为这一治疗能够带来的益处远大于其潜在的风险。

放疗时间应在术后3个月内进行，最好不超过6个月。当然，这前提是患者的基本情况尚可，且手术切口已经愈合良好。在患者可耐受的前提下，医生通常会建议尽早进行辅助放疗。常规放疗通常每周一至周五进行，每天一次，周六周日休息。一般治疗时长在5周左右，但具体时间还需根据患者的具体情况和医生的建议来确定。

在辅助放疗期间，患者可能会遇到一些不良反应。随着医学科技的进步和临床诊疗对放疗相关不良反应的重视，严重并发症的发生概率已经大大降低。大多数患者放疗期间的不适症状轻微，尚可耐受。甚至有些患者直到放疗结束时都未有不适的情况。然而，了解一些常见的不良反应仍然是有益的。

消化道反应是结直肠癌术后辅助放疗中最常见的不良反应之一。放射性肠炎可能导致恶心、呕吐、食欲下降、腹泻、便血、肛门坠胀感、排便不畅等症状。这些症状主要是由于放射线引起肠壁局部血液循环障碍，导致肠黏膜水肿、增厚，严重时甚至可能导致肠黏膜坏死脱落或并发出血、感染、肠穿孔等。此外，放疗还可能引起肠腔狭窄等晚期相关并发症，这往往是放疗引起的肠道纤维化造成的。

除了消化道反应，皮肤反应也是放疗期间需要注意的问题。放疗容易损伤局部浅表皮肤，导致红斑、色素沉着、破损、脱皮、感染等症状。因此，在放疗期间应格外注意肛周以及腹部皮肤的情况，及时发现并处理皮肤问题。

由于结直肠癌放疗部位主要在盆腔，因此放射损伤可能累及膀胱，导致尿急、尿频、尿痛等症状。此外，放疗还可能引起骨髓抑制，这是一种对骨髓造血功能的抑制作用，会导致外周血中白细胞（特别是粒细胞）和血小板的数量减少，进而影响患者的免疫功能和凝血功能。这些血细胞的减少会使机体的抵抗力下降，处于贫血状态，或者增加出血倾向等。因此，在放疗期间应密切关注患者的血液系统情况，并及时采取相应的治疗措施。

除了上述特定部位的不良反应，患者还可能出现疲乏无力、头晕、体重减轻等全身反应。这些症状可能是由于放疗对身体的整体影响以及患者的心理状态等因素导致的。因此，在放疗期间应给予患者充分的心理支持和营养支持，帮助他们度过这段艰难的时光。

在接受结直肠癌术后辅助放疗时，患者及家属需要注意一些事项。首先，要严格遵医嘱按时进行放疗，并至少每周一次至主诊医师处随访。切勿自行中断治疗，以免影响治疗效果。其次，在每次放疗时，要确保体位与最初相似，并在治疗前摘除身上的金属物品。如在照射过程中感到不适，请及时语音或举手示意医护人员。此外，体表标记线对于放疗的精确性至关重要，因此在放疗期间要保护好这些标记。如发现标记褪色，请及时通知相关人员重新标记，必要时可进行文身以确保治疗的准确性。

在放疗期间，患者还应注意合理膳食和保持营养均衡。饮食卫生同样重要，应尽量避免摄入刺激性食物，多摄取蛋白质和新鲜水果，多饮水以促进身体康复。适当的活动和规律的作息也有助于身体恢复和提高免疫力。同时，加强功能锻炼，针对放疗可能影响的身体部位进行特定的康复性锻炼，以预防或减轻局部功能障碍。例如，如果放疗针对的是胸部或肺部，患者可以进行深呼吸练习、扩胸运动等，以增强肺功能和胸部肌肉的活力；如果放疗影响的是四肢，那么适量的关节活动和肌肉锻炼则有助于防止关节僵硬和肌肉萎缩，提高患者的生活质量。

那么，在结直肠癌术后辅助治疗后，患者应该多久复查一次呢？建议治疗后前三年（包括第三年）每3个月复查一次，以便及时发现并处理任何潜在的问题。治疗后第三年至第五年，可以每6个月复查一次。而治疗第五年后，若无特殊情况，可以每年复查一次。这样的随访计划有助于医生及时了解患者的身体状况，并根据需要调整治疗方案。

最后，我们需要明确的是，即使接受了根治性手术和术后辅助治疗，结直肠癌患者仍然面临着复发或癌细胞转移的风险。临床实践表明，并非每个患者都能从辅助治疗中获益。肿瘤的发展受多种因素共同影响，这也是肿瘤界仍在不断进行临床试验，以进一步确定哪些患者可以从辅助治疗中获益的原因。

术后化疗有哪些不良反应

结直肠癌发病率和病死率都排在恶性肿瘤的前列，让人不得不重视。虽然手术是大多数结直肠癌患者的首选治疗方案，但化疗同样扮演着举足轻重的角色。不管是术前的新辅助治疗，还是术后的辅助治疗，化疗药物都是不可或缺的一部分。

化疗药物，其实就像是一把双刃剑。它在杀死癌细胞的同时，也可能会带来一些副作用，让患者感到不适。接下来，我们就来聊聊结直肠癌患者在化疗过程中可能会遇到的不良反应，以及如何应对这些挑战，让治疗之路更加顺畅。

我们来了解一下结直肠癌常见的化疗药物有哪些。你可能听说过 FOLFOX、XELOX（CAPEOX）、FOLFIRI 这些名字，它们其实是几种常见的化疗方案。在这些方案背后，隐藏着结直肠癌治疗的主力军——化疗药物。比如氟尿嘧啶、奥沙利铂、亚叶酸钙、伊立替康和卡培他滨等，都是结直肠癌治疗中常用的药物。

氟尿嘧啶，这个名字听起来有点复杂，但它其实是结直肠癌化疗中的"老将"了。它是一种氟代的尿嘧啶类似物，能够干扰癌细胞的 DNA 和 RNA 合成，从而抑制癌细胞的生长。不过，氟尿嘧啶在发挥作用的同时，也可能会带来一些不良反应，比如消化道溃疡、恶心、呕吐、全血细胞减少等，这些都是比较常见的症状。严重的时候，还可能会出现心脏毒性、骨髓抑制、手足综合征等。

面对氟尿嘧啶的不良反应，我们该如何应对呢？首先，对于消化道的不适，我们可以选择合适的镇吐药来缓解恶心和呕吐。同时，调整饮食、转移注意力、改善情绪等也有助于减轻这些症状。对于血液系统的不良反应，我们需要定期复查血常规，及时发现并处理骨髓抑制等问题。如果出现手足综合征，我们要避免过度摩擦或压力，保持手足清洁，并使用温水浸泡、涂抹保湿剂等方法来缓解症状。

奥沙利铂，这个名字听起来有点"高大上"，它其实是铂类药物的一种。与顺铂和卡铂相比，奥沙利铂的肾毒性和对骨髓的抑制作用较小，因此更受结直肠癌患者的青睐。然而，它也可能导致一些不良反应，比如腹泻、恶心、呕吐、贫血、中性粒细胞减少等。特别是奥沙利铂比较常见的一个副作用——引起外周神经病变，表现为手脚麻木、刺痛、感觉异常等。

对于奥沙利铂的不良反应，我们同样有应对之策。对于其引起的外周神经系统的症状，我们要注意保暖，避免接触冰冷的物品，喝凉水，吃未加热的食物。在化疗过程中，可以戴手套或使用热水袋来保暖。对于消化道的不适，我们可以使用镇吐药、调整饮食等方法来缓解症状。对于中性粒细胞减少等血液系统问题，我们可以定期复查血常规，必要时使用粒细胞集落刺激因子等药物来预防或治疗。

伊立替康，这个名字听起来有点陌生，但它其实是结直肠癌化疗中的"新星"。它是一种半合成喜树碱衍生物，能够选择性地作用于拓扑异构酶Ⅰ，诱导癌细胞凋亡。不过，服用伊立替康也有一些不良反应，比如胆碱能危象、迟发性腹泻、骨髓抑制等。胆碱能危象是伊立替康比较常见的一个副作用，表现为鼻炎、流涎增多、视力模糊、瞳孔缩小等症状。一旦出现这些症状，我们要及时通知医生和护士，以便他们给予相应的处理。对于迟发性腹泻，我们主要进行止泻、补液等对症支持治疗。如果腹泻持续并伴有感染症状，还需要加用抗菌药物治疗。对于骨髓抑制，我们要定期监测血常规，必要时使用粒细胞集落刺激因子（升白针）等药物来提升血细胞水平。

除了氟尿嘧啶、奥沙利铂和伊立替康，亚叶酸钙也是结直肠癌化疗中常用的一种药物。它本身并不是化疗药，但在很多化疗方案中存在，它可以对其他化疗药起到增效或减毒的作用，比如与氟尿嘧啶联用可以增效，与甲氨蝶呤联用可以减毒。不过，亚叶酸钙单独使用也可能会引起一些不良反应，比如变应性致敏、白细胞减少、血小板减少等，但发生概率较低。

在化疗过程中，除了药物本身的不良反应，患者还可能会遇到其他一些挑战。比如化疗药物可能会导致血糖升高，诱发或加重糖尿病。这是因为化疗药物可能会损伤胰岛 β 细胞，导致胰岛素分泌减少；或者引起肝损伤，导致糖代谢异常；或者化疗药物的溶质引起血糖增高。因此，在化疗期间，我们需要密切关注患者的血糖变化，并根据情况给予相应的处理。

那么，如果出现了化疗药物导致的糖尿病我们该如何应对呢？首先，我们需要动态监测血糖水平，及时发现血糖异常。如果空腹血糖或随机血糖水平超过正常范围，就需要考虑进行治疗。对于新诊断的糖尿病患者，我们可以根据糖化血红蛋白的水平来判断是否需要治疗。同时，胰岛素或口服降糖药的使用需要在内分泌科医生的指导下进行，以确保用药的安全性和有效性。

在化疗过程中，患者可能会感到恐惧和不确定性，这是非常正常的。但是，了解化疗药物的不良反应及其应对方法，可以帮助患者更好地管理这些不适，增强治疗的信心。同时，家人和朋友的理解和支持也是非常重要的。他们可以帮助患者分担压力，鼓励患者积极面对治疗，共同度过这段艰难的时光。

按时随访复查，助力结直肠癌的术后康复

在现代医学的快速发展下，结直肠癌的治疗已经取得了显著的进步。手术、放疗、化疗以及中医药等多种治疗手段的综合应用，不仅提高了患者的生存率，还极大地改善了患者的生活质量。然而，手术只是治疗过程的一部分，术后的康复与随访同样重要。特别是对于那些接受了结直肠癌手术的患者来说，定期随访复查就像是健康之路上的"守护神"，能够帮助患者监测康复情况，及时发现并处理可能的并发症。更重要的是，它能够早期发现肿瘤的复发与转移，从而为患者争取到更多的治疗时间和更好的治疗效果。

当我们谈论结直肠癌的术后康复时，定期随访成为患者康复过程中不可或缺的一部分。它就像是一位细心的医生，时刻关注着患者的身体状况，通过详细的体格检查和临床检测项目，如血液生化指标、肿瘤标志物等，来评估患者的康复进展。

刚刚经历了一场大手术，身体正在慢慢恢复，这个时候，定期随访就像是一位老朋友，每隔一段时间就来看看你，问问你感觉怎么样，身体有没有哪里不舒服。通过这样的关心与监测，医生能够及时了解患者康复过程中的情况，比如手术创口的愈合情况、功能的恢复程度以及营养状况等。一旦发现任何异常或不适，医生就会立即采取相应的干预措施，确保患者的康复进程不受影响。

除了监测康复情况，定期随访还扮演着另一个至关重要的角色——早期发现肿瘤复发和转移。我们知道，即使手术再成功，术后结直肠癌也有可能复发或癌细胞转移。这种风险与肿瘤的分期密切相关，分期越晚，复发和癌细胞转移的概率也就越大。因此，对于患者来说，术后定期随访就像是一道"防线"，能够帮助患者及早发现病情的变化。

在随访过程中，医生会通过各种方法来监测患者的病情。比如，他们会仔细观察患者手术区域的愈合情况，触摸淋巴结是否有肿大，以及通过结肠镜检查来观察肠道内的情况。这些检查就像是一双双"火眼金睛"，能够及时发现任何异常的迹象。一旦发现复发或癌细胞转移的苗头，医生就会立即调整治疗方案，采取手术、放疗、化疗等措施来控制病情的发展。

说到调整治疗方案，这也是定期随访的一个重要目的。每个患者的病情都是独一无二的，因此在治疗过程中，需要根据患者的具体情况来制订个性化的治疗方案。而定期随访就像是一个"智囊团"，它能够帮助医生及时了解患者的病情变化，从而根据实际情况调整治疗方案。

比如，对于局部复发或寡转移①的患者，手术可能是一种有效的治疗选择。医生会根据患者的手术耐受性以及肿瘤的可切除性（即是否适合进行根治性手术或姑息性手术）来决定是否进行手术切除。而对于那些无法手术的患者，放疗、化疗以及介入治疗等也是不错的选择。这些治疗方法就像是一把把"利剑"，能够精准地打击癌细胞，控制病情的发展。

在调整治疗方案时，医生还会综合考虑患者的全身情况、年龄、肿瘤特征以及治疗史等因素。他们就像是一位位"战略家"，在制订治疗方案时会充分考虑到各种因素的影响，确保治疗方案的科学性和有效性。而定期随访就像是一座"桥梁"，它连接着医生和患者，让双方能够及时沟通病情的变化和治疗的效果，从而共同应对疾病的挑战。

除了监测病情和调整治疗方案，定期随访还有助于积极管理术后并发症。结直肠癌手术后可能会出现各种并发症，如肠梗阻、切口

① 寡转移，用于描述肿瘤在身体内有限数量的转移病灶，通常指的是转移病灶较少（一般认为是1~5个）且能够通过局部治疗手段（如手术、放疗等）进行有效控制的情况。

感染、吻合口瘘等。这些并发症不仅会影响患者的康复进程，还可能危及患者的生命。因此，定期随访就像是一位"守护者"，它能够帮助医生及时发现并处理这些并发症，确保患者的安全。对于肠梗阻的患者，医生可能会采取药物治疗或手术的方式来缓解症状；对于切口感染的患者，医生则会及时进行清创和抗感染治疗。通过这些及时有效的处理措施，医生能够确保患者的康复进程不受并发症的影响。

此外，定期随访还能够为患者提供必要的心理支持。我们知道，结直肠癌的诊断和治疗对患者和家属来说是一次巨大的心理冲击。面对疾病的不确定性、治疗过程中的身体不适以及可能的生活变化，患者和家属往往会感到焦虑、恐惧和无助。而定期随访就像是一位"心理咨询师"，它能够帮助患者和家属应对疾病带来的心理困扰。在随访中，医生会倾听患者和家属的心声，了解他们的心理需求和困扰。他们会通过安慰、鼓励和支持来减轻患者的心理负担，增强他们战胜疾病的信心和勇气。同时，医生还会为患者提供心理指导和建议，帮助他们学会有效的情绪管理和自我调节技巧。这些心理支持就像是一束束"阳光"，能够照亮患者和家属的心灵，让他们在面对疾病时更加坚强和勇敢。

总得来说，结直肠癌术后定期随访复查是患者康复过程中不可或缺的一部分。它不仅能够监测患者的康复情况，及时发现并处理并发症，还能够早期发现肿瘤的复发和癌细胞的转移。同时，定期随访还能够为患者提供个性化的治疗方案和心理支持，帮助他们更好地应对疾病的挑战。

因此，患者一定要认真对待术后的随访复查工作。不要因为手术成功就忽视了随访的重要性，也不要因为害怕或麻烦而拒绝随访。积极配合医生的随访复查工作，才能够确保自己的健康得到最大程度的保障。同时，也要保持积极的心态和乐观的心情，相信自己能够战胜疾病。

在整个过程中，医生同样扮演着重要的角色。他们不仅要有专业的医学知识和技能，还要有足够的耐心和细心来关注患者的每一个细节。他们要像对待自己的亲人一样对待患者，用温暖的话语和贴心的关怀来减轻患者的痛苦和焦虑。同时，医生还要不断学习和更新自己的医学知识，以便为患者提供更加先进和有效的治疗方案。

术后疼痛中医的缓解之道

结直肠癌的发生，与我们的饮食习惯息息相关——人们高脂肪、高动物蛋白的食物吃得多了，膳食纤维的食物吃得少了，就给结直肠癌提供了"可乘之机"。治疗结直肠癌，手术切除依然是首选，能显著提高患者的生存率。但手术带来的创伤、术后的放化疗和各种并发症，却让患者长期饱受疼痛的困扰。

其实，在中医看来，结直肠癌术后的疼痛是有药可解的。中医讲究的是辨证施治，从根源上寻找疼痛的"元凶"，然后对症下药，以柔克刚。中医认为，结直肠癌的发生与外感六淫、饮食不节、七情内伤以及先天禀赋不足等因素有关。这些因素导致人体脏腑功能失调，痰、瘀、郁、虚四大病理因素相互作用，日久便形成积聚，也就是中医所说的"癌"。手术虽然能切除病灶，但病灶处的经络气血运行却因此受到影响，手术本身也会耗伤人体固有的精气，导致脏腑功能失调，气血津液运行紊乱。痰、瘀、郁、虚在术后表现得更加明显，它们相互交织，阻塞经络，造成壅塞或失养，临床表现为不通则痛和不荣则痛。

那么，中医如何缓解结直肠癌术后的疼痛呢？这就需要我们深入了解中医的妙招了。

首先，穴位按摩是一种简单而有效的缓解方法。在我们的身体上，有许多神奇的穴位，它们就像是一个个小小的"开关"，轻轻一按，就能打开身体自愈的大门。足三里、内关穴、合谷穴、三阴交……这些穴位都是缓解术后疼痛的瑰宝。不仅易于操作，而且效果显著。

足三里，位于小腿外侧，犊鼻下 3 寸（10 厘米），犊鼻与解溪连线上。这个穴位被誉为"强壮穴"，常按能健脾益气，强身健体。气血充盈了，自然就能克服由气血瘀滞带来的术后疼痛感。

内关穴，位于前臂掌侧，腕横纹上 2 寸（6.67 厘米），掌长肌腱与桡侧腕屈肌腱之间。常按此穴能清心除烦、宁心安神、理气止痛，有助于改善胃肠功能，调畅情绪。心情好了，疼痛感自然就减轻了。

合谷穴，位于手背，第一二掌骨间，当第二掌骨桡侧的中点处。这个穴位有镇静止痛、通经活络的作用。按摩它能推动身体中的气血和水液播散全身，从而解决不通则痛的术后疼痛问题。

三阴交，位于小腿内侧，足内踝尖上 3 寸，胫骨内侧缘后方。这是足三阴经交会之穴，有活血调经、益气健脾、滋补肝肾的作用。按摩它能有效缓解腹痛、肠鸣、腹胀等不适。

了解了这些穴位的位置后，你可以在阅读的同时，尝试按摩这些穴位，感受它们带来的舒缓效果。

除了穴位按摩，耳穴贴压也是中医缓解术后疼痛的一种独特方法。交感穴、神门穴、皮质下穴……这些耳穴仿佛是人体上的"秘密通道"，通过刺激它们，可以通调脏腑之气、疏通经络、活血止痛。用籽贴贴于这些耳穴上，反复按压，就能感受到一股温暖的力量在身体内流淌，疼痛感也随之减轻。

当然，中医的缓解方法远不止这些。中药热敷也是一种非常有效的手段。选取七叶一枝花、苦参、青黛等中草药，将它们置于水中浸泡、煎煮后，用毛巾浸入药液之中，再对疼痛最明显部位进行热敷。这些中草药仿佛是一群"勇士"，它们能消肿散结、活血化瘀、利湿排脓、清热解毒，将体内的"敌人"一一击退，让疼痛消失得无影无踪。

在中医看来，食疗也是缓解术后疼痛的一种重要方法。通过调整饮食结构，改善患者的偏颇体质，可以从根本上解决因为体质及疾病本身带来的各种不适。对于结直肠癌术后疼痛的患者来说，根据不同的体质类型，制订不同的食疗方案是至关重要的。

如果患者属于脾肾阳虚型，那么腹部隐痛或冷痛、喜温喜按、面色苍白、倦卧懒言、畏寒肢冷、便溏或五更泻、胃口不良等症状就会接踵而至。此时，炒白扁豆、芡实、茯苓、山药、莲子肉、薏米等食材就能派上用场了。将它们与生姜、肉桂粉等一起熬制成粥，温热服用，就能起到提高体质、改善机能、祛除疼痛的作用。

如果患者属于肝肾阴虚型，那么腹部隐痛、低热盗汗、面色潮红、五心烦热、头晕目眩、口干、耳鸣耳聋、腰膝酸软等症状就会使患者苦不堪言。此时，猪尾骨、杜仲、枸杞、山药、龙眼等食材就能成为患者的"救星"。将它们加水熬汤服用，就能补肾填精、滋养气血来止痛。

如果患者属于气滞血瘀型，那么就会出现腹痛拒按、痛处不移、脸色晦暗或黧黑、胸胁胀闷、窜痛（疼痛的部位不固定，好像疼痛在身体内游走一样）、胁下痞块（肋骨下方出现的肿块或结节，通常质地较硬，可能伴有压痛）、坚硬不移、肌肤瘀斑不散等症状。此时，当归、红花、板栗、陈皮、鱼头等食材就能发挥它们的"魔力"了。将它们加入适量葱姜蒜调味后在砂锅中熬制，喝汤吃鱼，能起到活血化瘀、健脾化湿、通调气血升降的作用，让疼痛感"通则不痛"。

除了这些具体的缓解方法，中医还强调情志调养的重要性。情绪不畅会严重影响身体气血的流通，导致身体对于疼痛这类负面感受更加敏感，耐受力下降。因此，结直肠癌术后患者应该保持心情舒畅，避免情志刺激，以减轻疼痛感。

此外，在中医看来，运动不仅能够促进气血的流畅，增强体质，还能提高免疫力，这些都有助于减轻疼痛感，促进身体的整体健康。结直肠癌术后患者可以根据自己的身体状况选择适合自己的运动方式，如散步、太极拳等。

综上所述，在中医的视角下，应对结直肠癌术后的疼痛，可以通过穴位按摩、耳穴贴压、中药热敷、食疗、情志调养和运动锻炼等多种方法来缓解疼痛感。这些方法不仅简单易行，而且安全有效，能够帮助患者更好地度过术后恢复期，重新找回生活的色彩和希望。当然，在缓解疼痛的过程中，我们也需要保持积极乐观的心态，相信自己能够战胜病魔，迎接美好的未来。

肠造口底盘渗漏的原因

许多结直肠癌术后造口患者会面临一个新的问题——肠造口底盘渗漏。这个问题看似不大，实则却能给患者带来不小的困扰。据最新研究报道，肠造口周围皮肤发生的并发症中，由造口底盘渗漏引起的占比竟然高达 70% 以上。持续的渗漏不仅会让局部皮肤受到肠液的侵蚀，出现红肿、疼痛及糜烂，还可能引发严重的腹部皮肤感染，对患者的身心健康和生活质量造成极大影响。那么，这个让人头疼的"小"问题，究竟是怎么回事呢？

肠造口渗漏，简单来说，就是肠造口术后，造口周围的皮肤和底盘之间出现了液体泄漏。如果发现底盘撕下来后有明显的排泄物，胶体发白，或者底盘贴上半天后就不粘了，这些都可能是渗漏的征兆，提示需要及时更换新的底盘。说到渗漏的原因，最直接的就是造口袋内排泄物过多、过满。想象一下，当造口袋像个小气球一样被撑得鼓鼓的，它可能就承受不住重量而脱落，导致渗漏。所以，及时排放造口袋内的排泄物是非常重要的。特别是对于水样或较稀的排泄物，一旦达到造口袋容量的 1/3，就要赶紧处理。回肠造口者可以适当进食一些吸水性强的高膳食纤维食物，让排泄物变得浓稠一些。这样更容易收集排泄物，也不容易发生排泄物渗漏。同时，还要避免摄入咖喱、酒类、卷心菜及刺激性食物，以免导致腹泻引起渗漏。

除了排泄物过多，排气过度也可能导致渗漏。这时候，你可以选用带有碳片的造口袋，它能帮你吸收多余的气体。同时，也要减少易产气食物的摄入。这些食物虽然好吃，但为了让造口袋更稳固，还是忍一忍吧。

当然，造口周围皮肤的情况也会影响到底盘的粘贴效果。如果皮肤不平整，就容易出现缝隙，导致渗漏。这时候，你可以使用专业的防漏膏或者防漏条来填充造口周围的间隙。对于造口平坦或者凹陷的患者，佩戴造口腰带也是个不错的选择。

在紧急情况下，比如进行急诊手术抢救生命时，可能没有足够的时间进行造口术前定位。这样一来，就容易造成造口位置不佳，增加渗漏的风险。术后肠造口支撑棒留置时间过长，也会对造口造成一定的刺激，增加渗漏的可能性。

除了疾病、饮食和手术因素，还有一些因素也容易引起渗漏。比如年龄、性别、体重等都会对肠造口渗漏产生影响。年轻人群由于外出或工作需求多，身体活动量大，因此更容易发生渗漏。而女性由于皮下脂肪多于男性，皮肤更易产生皱褶，也容易导致底盘粘贴不牢固。

体型的明显变化也是导致肠造口底盘渗漏的一个重要因素。如果体重增加导致腹部膨隆，可能会影响视野，使得操作者在更换造口袋时无法清楚观察造口的位置，导致造口袋贴得不牢固。这时候，可以在更换造口袋时使用镜子来帮助定位。相反，如果体重过轻，造口周围的皮肤可能会出现皱褶，影响造口底盘粘贴的稳固性。过瘦的患者可以鼓起肚子来贴造口底盘，同时多进食高蛋白的食物来增加体重。因此，有肠造口的患者应保持稳定的体重，以避免因体型变化引起的渗漏问题。

季节的变化也会对肠造口底盘的粘贴效果产生影响。夏季出汗多，皮肤过于湿润潮湿，可能会导致底盘粘不住皮肤。这时要注意及时擦汗或者用固定带固定造口底盘。而冬季人体皮肤干燥，如果肠造口周围的皮肤过于干燥，也可能会导致底盘无法粘住皮肤。可以在造口周围涂抹一些刺激性小的润肤乳来改善干燥情况，也可以对肠造口袋底盘加温来增加黏性。因此，夏天要比冬天更勤快地更换造口袋。

在家庭照顾中，造口自我管理的能力不足也是导致渗漏的一个重要原因。许多患者在居家后缺乏自我管理能力或者照顾者的操作方法不正确，都可能导致底盘渗漏。那么，居家后应该注意哪些问题呢？

首先，要选择合适自己的造口袋和底盘。一般情况下，建议一件式底盘的更换时间为 2 ~ 3 天，两件式约 5 ~ 7 天。再好的底盘都不建议使用时间超过 1 周，要根据自己的造口情况和周边皮肤情况来调整。术后初期建议更换时间不超过 3 天，以观察造口的情况和底盘的粘贴效果。选择两件式凸面底盘或一件式凸面底盘时，可以搭配腰带使用来增强粘贴效果。

其次，造口袋底盘的裁剪也非常重要。裁剪过大容易造成渗漏，一般底盘中心孔裁剪尽量贴着造口边缘，尤其是排泄口缝隙在 1 毫米为佳。如果底盘的孔剪大了，可以将空隙处留在造口上沿米增加使用时间。裁剪时要使用专用的剪刀，并确保裁剪后底盘口边缘平整，避免毛糙部位损伤造口边缘。

此外，造口周围皮肤的护理也是至关重要的。在更换造口袋前，首先要清洁造口周围皮肤。可以用生理盐水或者温水清洁，接着涂抹造口粉，常规建议晾皮肤 15 分钟以上。然后擦掉浮粉，用液体敷料或者皮肤保护剂涂抹，在皮肤上形成保护膜，减少排泄物对皮肤的刺激。最后使用防漏膏或者防漏圈来延长底盘的使用时间。如果造口偏低，防漏膏不要涂抹太厚，以免影响粘贴效果。

在居家护理期间，也要考虑到经济因素，选择适合自己的物美价廉的造口用品是非常重要的。不要因为舍不得更换或者使用时间过长而导致渗漏。当造口底盘达到饱和状态时仍继续使用，更容易导致渗漏和皮肤损伤。因此，要合理规划造口用品的使用量，避免浪费和过度使用。

肠造口附近皮肤红肿

在结直肠癌的手术后，肠造口成为许多患者的新"伙伴"。然而，这个新"伙伴"有时也会带来一些烦恼，比如造口附近皮肤的红肿问题。据研究，高达 80% 的造口患者都遭遇过造口周围皮肤的并发症，这些并发症往往以皮肤发红、发痒为初期表现，严重时甚至会导致皮肤破溃不愈。那么，究竟是什么原因导致了造口周围皮肤的红肿呢？又该如何早期干预，避免这些并发症的发生呢？

我们先要考虑的是术后感染的可能性。手术后的伤口，就像是一个尚未完全关闭的"门户"，细菌可能会趁虚而入，引发炎症，导致皮肤红肿。这种情况多在手术后的 3 天到 1 个月中发生，造口周围的皮肤会出现红肿、疼痛，并伴有渗液。造成这种情况的原因可能有很多，比如患者自身的伤口局部血运较差、低蛋白血症等，都可能导致皮下组织发生脂肪液化、积液过多，如果引流不畅，就容易发生感染。另外，肠造口本身没有控便能力，随着肠蠕动的恢复，肠液和粪便的排出，很容易污染造口旁的伤口，从而增加感染的风险。还有其他因素，如造口定位位置不当、造口袋更换不及时、肠液污染等，也都可能增加术后感染的风险。

除了感染，伤口缝线也可能是导致皮肤红肿的"罪魁祸首"。现在临床上使用的手术线大多为可吸收线，这种线在人体内会逐渐被吸收，但吸收的速度会因肠线的粗细和组织的情况而异，一般需要 6 ~ 20 天才能完全吸收。然而，有些患者的身体可能无法自然吸收这些缝合线，它们就会持续刺激伤口周围的皮肤，导致红肿。特别是当皮肤缝合后皮缘对合紧密时，如果皮下渗血、渗液得不到充分引流，就会浸渍缝线针眼，容易引发缝线感染。有些患者对可吸收缝线耐受性差，导致缝线难以被身体吸收，缝线长时间不脱落，过度撕裂皮肤，形成从针孔辐射状的细小伤口。这些伤口再被肠液、粪便浸渍，就会引起缝线针眼的感染。因此，及时拆除缝线，保持伤口的清洁和干燥，对于预防皮肤红肿至关重要。

此外，粪水的刺激也是导致造口周围皮肤红肿的常见原因。粪水性皮炎主要是由于粪水渗漏到皮肤上，长时间接触后，局部皮肤被肠液侵蚀造成糜烂，导致剧烈的疼痛、红肿、破溃。这种情况在回肠造口的患者中尤为常见，因为回肠造口的排泄物未经水分吸收，排泄量多且呈稀水性，更容易刺激皮肤。为了避免这种情况的发生，患者需要掌握正确的造口袋粘贴技巧，确保粘贴牢固，防止粪水渗漏。同时，及时更换造口袋也是关键。在饮食上，患者应避免进食易引起腹泻的食物，如生瓜果、蔬菜等。若出现排稀便且每天达 3 次以上者，可口服止泻药予以控制，以形成固态的大便，有效地减少粪液渗漏，从而保护造口周围的皮肤。

除了上述原因，有些造口患者还可能对底盘产生过敏反应，导致皮肤红肿、瘙痒等症状。对于这类患者，可以尝试使用地塞米松软膏涂于皮肤上，或者使用造口护肤粉来减轻症状。造口护肤粉由羧甲基纤维素钠、瓜尔豆胶和黄原胶组成，有较强的吸收能力，可以使周围皮肤保持干爽，减轻排泄物对皮肤的刺激。待皮肤症状好转后，患者可以换用其他品牌的造口底盘，以避免过敏反应的发生。

值得一提的是，术后并发症如造口旁疝和造口周围皮肤黏膜肉芽肿，也可能导致皮肤炎症和红肿。造口旁疝是肠造口术后切口疝的一种，表现为造口周围皮肤出现红肿、疼痛等症状。这种情况的发生主要与持续性腹压升高有关。为了干预和控制腹内压升高，患者术后应避免提重物、长时间弯腰等动作；控制体重；减轻腹压；在咳嗽、打喷嚏等会引起腹压增大的动作时，要双手托起造口并向里按压；正确佩戴造口腹带等。如造口旁疝严重者，可能需要手术治疗。而造口黏膜肉芽肿则是发生在黏膜与皮肤交界处的息肉样增生，易出血但通常为良性组织。这种情况多是由于造口周围缝线没有吸收或脱落，或是底盘裁剪太小、底盘材质过硬等异物刺激引起的。对于这种情况，需要由专业人员进行处理，清洁造口黏膜后，用硝酸银棒将肉芽去除，再用止血钳探查缝线并取出，最后用纱布止血并贴上造口袋。在贴造口袋时，底盘裁剪要稍大一点，避开出血处。对于因底盘裁剪过小而引起的问题，医生要指导患者掌握正确的裁剪方法。

常见肠造口并发症的处理

在结直肠癌手术后，许多患者会面临一个新的挑战——造口并发症。这些并发症不仅会影响患者的日常生活，还可能给患者的身心带来沉重的负担。因此，了解并学会鉴别这些并发症，以及掌握有效的预防措施，对于患者来说至关重要。

肠造口术后，并发症可能会在不同的时间段出现，我们通常将它们分为早期并发症和晚期并发症。早期并发症，就像是个不速之客，通常在术后 30 天内就迫不及待地登场了。它们的主要表现有造口周围皮肤并发症、造口坏死、水电解质平衡紊乱等。其中，粪水性皮炎是最常见的早期并发症之一，它是由于粪水的反复刺激导致造口周围皮肤受损。如果不能及时发现并正确处理，就会引发皮肤糜烂和溃疡，给患者带来极大的痛苦。

而晚期并发症，则像是潜伏的敌人，主要在术后 30 天后才逐渐显露真容。它们的表现有造口旁疝、造口狭窄、造口脱垂等。其中，造口旁疝是晚期最常见的并发症，它是由腹部内容物通过造口周围薄弱或缺损的腹壁突出导致的。这个"疝"字，听起来就让人心惊胆战，但实际上，只要我们做好预防，就能大大降低它的发生率。

说到造口并发症，就不得不提黏膜缺血坏死和造口出血，这可是术后早期最严重的并发症之一，常发生在 24～48 小时内。当造口黏膜颜色由粉红色或牛肉红色变为深栗色或黑色，腹部持续疼痛时，就要警惕造口缺血坏死的可能了。这时候，专业的医护人员会迅速行动，使用无菌棉球和纱布轻微按压止血，或者湿敷浸泡过 0.1% 肾上腺素溶液的纱布，或者使用造口粉、藻酸盐敷料等产品来止血。同时，他们还会选择两件式透明的造口袋，方便涂抹造口粉使坏死组织脱落，并观察造口颜色的变化。当然，这些操作都需要在专业医护人员的指导下进行，患者千万不要自行尝试。

造口周围皮肤炎症也是常见的并发症之一。这种炎症是由于造口周围皮肤长期暴露于潮湿环境中引起的，比如粪便、汗液、伤口渗出物等。受损部位常常感觉剧烈、持续的疼痛，有灼烧和瘙痒感，让患者苦不堪言。为了预防这种炎症的发生，我们需要做好以下几点。首先，选择合适的造口底盘和附件产品非常重要。当造口周围皮肤起皱、松弛或回缩时，应考虑使用凸面造口袋；高排量造口患者则应选用耐磨的底盘。同时，防漏贴环可以提高造口袋的密封性，造口粉和水胶体敷料则可以对皮肤起到保护性隔离的作用。其次，选择正确的更换造口袋时机也很关键。当造口周围皮肤体液、水分过多或发现有渗漏时，或者皮肤疼痛、瘙痒或泛红伴疼痛时，都应及时更换造口袋。一般来说，造口袋内储存量接近总容量的1/3时就是更换的好时机。最后，造口清洁也是预防炎症的重要环节。更换造口袋前后要先洗手，使用浸过温水的毛巾或软湿纸巾清洁造口周围皮肤，避免使用粗糙的织物和碱性肥皂等刺激性产品。清洗力度要轻柔，清洗后使用柔软的干燥纸巾蘸干即可。

当然，除了造口周围皮肤炎症，造口旁疝也是我们需要重点防范的并发症之一。为了预防造口旁疝的发生，患者在术后8周内要避免提重物、控制体重快速增长以及减轻腹压。同时，积极治疗慢性咳嗽、便秘等问题也是非常重要的。术后3个月内不做体力劳动，并佩戴合适的腹带可以有效预防造口旁疝的发生。佩戴腹带时，要让患者平躺、放松腹部，确保腹带固定在腹部；避免腹带过紧而压迫皮肤；同时保持腹带的清洁、功能完好和弹性佳。

另外，造口术后水电解质平衡紊乱也是我们需要关注的问题。为了预防这种情况的发生，肠造口患者应该养成良好的饮食习惯。鼓励摄入高蛋白、高能量、低膳食纤维的食物，并保证每日饮水至少 1 200 毫升，以改善水分丢失并预防大便干燥。同时，要避免含糖饮料以及果汁、咖啡因饮品等低渗溶液的摄入，避免食用菠菜、卷心菜、绿豆、啤酒等容易造成腹泻的食物，以防大量粪水刺激皮肤及引起水电解质紊乱。如果有腹泻症状的发生，可以口服葡萄糖等电解质溶液来预防避免电解质紊乱。

在应对造口并发症的过程中，保持造口周围皮肤的清洁和干燥是非常重要的。每次更换造口袋时都要仔细检查皮肤状况，如果发现红肿、破溃等情况要及时处理。此外，选择合适的造口袋和底盘也是关键。不同的患者有不同的需求，因此要根据自己的实际情况选择适合自己的产品。

造口袋的更换并不是一件简单的事情，它需要我们细心地观察和评估，以确保造口周围的皮肤健康，避免并发症的发生。

术后造口袋更换时机的评估

首先，了解造口袋的类型是选择更换时机的第一步。造口袋主要分为一件式和两件式两种。一件式造口袋的袋体和底盘是粘连在一起的，不可分离，当造口袋内容物满达到 1/3 时就需要更换。而两件式造口袋则更加灵活，袋体和底盘可以分离，底盘粘贴于腹壁后再套上造口袋，这样只需更换或清洁造口袋，无须每次都更换造口底盘。了解了造口袋的类型，我们就能更好地掌握更换的时机。

那么，造口底盘到底应该多久更换一次呢？这其实需要根据患者的实际情况来调整。如果患者的排便多，渗漏液也多，那么建议每天更换一次，以保持造口周围的清洁和干燥。而如果患者的排便较少，渗漏液也较少，那么可以考虑 3 ~ 5 天更换一次。有研究表明，间隔 5 天更换一次底盘，患者对造口的不适感受会相对较轻。当然，这只是一个大致的参考，具体的更换频率还需要根据患者的个人情况和专业人员的建议来确定。

在日常生活中，有一些特定的时间段是我们需要特别观察造口袋充盈程度的。比如睡前、饭前、外出前、运动前、淋浴前、乘车前或者乘飞机登机前等，这些时间段排空造口袋内容物是必要的，可以避免意外情况的发生。想象一下，如果在这些关键时刻造口袋突然满了或者渗漏了，那将会是多么尴尬和麻烦的事情。所以，提前观察并更换造口袋，是保持患者生活质量和自信心的关键。

有时候，我们会发现造口袋与周围皮肤贴合不紧密，有液体渗漏的情况。这时我们需要立即更换造口袋吗？答案是肯定的。因为渗漏的排泄物对造口周围皮肤的侵蚀是非常严重的，会增加皮肤并发症的发生率。当造口袋与皮肤不贴合时，我们首先要查看周围皮肤是否发红或破溃，这可能是黏液长时间浸渍和刺激引起的刺激性皮炎。如果出现这种情况，我们需要立即更换造口袋，并用造口护肤粉进行日常护理，再用皮肤保护膜隔离黏液，防止其继续浸渍皮肤。

除了观察造口袋的贴合情况和周围皮肤状况，我们还需要注意一些其他因素。比如造口周围皮肤的体毛过密或多汗，可能会诱发毛囊炎或湿疹，这时我们需要将体毛剃除。有些患者的皮肤可能对底盘黏胶成分过敏，过敏的皮肤会出现不规则的红肿形状，边界清楚，常与黏胶形状吻合。这时我们需要换另一种底盘或使用皮肤保护膜进行间隔。另外，饮食也是影响造口袋更换时机的重要因素。我们需要避免含糖饮料和容易造成腹泻的食物的摄入，以防大量粪水刺激皮肤及引起水电解质平衡紊乱。

对于造口患者来说，居家期间的造口袋更换是一个需要特别关注的问题。研究证实，经过夜间的消化与排空，肠造口的排泄物量最少，这时更换造口袋最为方便，且更换后的底盘粘贴时间更长。因此，建议应选择在排泄物较少时更换造口袋，清晨空腹时更换更佳，也可于饭后2小时更换。当造口袋内的排泄物达到1/3 ~ 1/2时，应及时清理，以保持造口周围的清洁和舒适。

在更换造口袋时，还需要注意一些细节。比如保持良好的卫生习惯，洗手、消毒等是必不可少的步骤，避免感染和其他并发症的发生。同时，我们也要根据自己的实际情况进行灵活调整。比如有些患者可能更喜欢在洗澡后更换造口袋，因为这时皮肤比较干净、干燥，更容易粘贴。而有些患者则可能更喜欢在睡前更换，因为这样可以避免夜间渗漏的麻烦。

患者造口袋自我更换流程

在结直肠癌的治疗过程中，肠造口术成为许多患者不得不面对的选择。这个手术是在患者腹壁上人为地开了一个口，将一段肠管拉出腹壁，形成了一个人工的粪便流出道。造口的基本作用就是代替原来的肛门，帮助患者排便，维持人体的正常消化功能。然而，手术只是治疗的一部分，术后的护理同样重要。其中，造口袋的更换就是患者日常自我护理中不可或缺的一环。

要想顺利更换造口袋，并保护好造口周围的皮肤，准备工作可不能少。首先，得选一个合适的造口袋。袢式造口（双腔）的患者，一件式造口袋是个不错的选择；而单口造口的患者，则更适合用两件式造口袋。买造口袋的时候，一定要选择正规的医药公司，这样才能保证质量。除了造口袋，还需要准备一些其他的用具，比如造口护肤粉、剪刀、造口测量尺、温水、纸巾或湿巾、手套等。这些东西最好都放在一起，免得用的时候找不到。

在更换造口袋之前，观察肠造口的情况也是非常重要的。看看造口的颜色、形状是否正常，造口周围的皮肤有没有发红、破溃等问题。还要留意有没有并发症，比如造口狭窄、脱垂、回缩、坏死、水肿等。同时，对着镜子定期检查造口两侧腹部是否对称，也是很有必要的。一旦发现异常情况，要及时就医诊断治疗。接下来，就是造口袋更换的具体步骤了。这个过程可以总结为"8字诀"：除、洗、量、裁、涂、贴、查、管。

先说说"除"。在更换造口袋时，要轻轻地撕下旧造口袋的边缘，避免过度拉扯造成身体不适。如果造口袋与皮肤粘连得紧，可以用温水湿润后再移除，或者用粘胶去除剂来帮忙。接下来是"洗"。用清水清洁造口周围的皮肤，并晾干。这里要特别注意，不要用刺激性的化学清洁剂，以免对皮肤造成伤害。然后是"量"。使用造口测量尺准确地测量造口的大小，接下来是"裁"。根据测量的造口大小，用剪刀剪裁合适的造口袋底盘。剪裁时要保持边缘平整，避免尖锐的边缘刺激皮肤。再来说说"涂"。在造口周围的皮肤上涂抹适量的造口护肤粉，这有助于吸收渗液，保持皮肤干燥。涂抹时要均匀，不要过多或过少。接下来是"贴"。将剪裁好的新造口袋底盘对准造口，轻轻地贴附上去。在贴附过程中要避免产生气泡或褶皱，确保造口袋底盘与皮肤紧密贴合。然后是"查"。对准粘贴后按压数分钟，检查造口袋是否贴附牢固，确保没有气泡或褶皱。在使用过程中也要定期检查造口袋的情况，一旦发现渗漏或脱落，要及时更换。最后是"管"。更换完造口袋后，要及时处理废弃物和清洁工具，避免交叉感染。还要整理周围的环境，保持整洁。

在更换造口袋的过程中，还有一些小技巧需要掌握。比如，形体消瘦者骨性突出，肥胖者造口周围皮肤内陷，女性患者褶皱多等，这些都会导致造口周围皮肤不平整。这时，可以使用造口护理用品中的防漏膏，对造口周围不平整的皮肤进行充填。粘贴造口底盘后，轻压造口底盘数分钟，可以确保造口底盘与皮肤完全粘贴。在贴造口袋时，要按要求规范操作，撕开底盘保护纸，双手将新底盘沿造口紧密贴在皮肤上。然后深吸一口气，将腹部鼓起，从里向外呈环状按压底盘。最后连接造口袋与底盘，按压连接环，扣好底盘锁。

除了掌握更换造口袋的技巧，居家护理期间还有一些注意事项需要牢记。

注意造口袋的排空和清洁。在康复初期，造口的排泄物可能比较稀薄且不易控制，这时可以选用排放式造口袋，方便及时排空和清洁。当造口袋内容物达到1/3时，就要及时排空，以免过多内容物引起脱落。根据排泄物的黏稠度，可以选择清洁造口袋的频率。如果排泄物堆积在造口黏膜上或者紧密粘贴在造口袋内壁，应该每日进行一次造口袋清洗；如果排泄物可以顺利排空，造口袋较清洁干净无气味，则可以选择 2～3 天清洗一次。

保持正常饮食也是非常重要的。在进食过程中要注意细嚼慢咽，闭嘴咀嚼，避免吞入空气。不要狼吞虎咽，也不要一次性吃过多食物。要均衡饮食，多吃水果、新鲜蔬菜以及酸奶等食物。少吃或不吃卷心菜、白菜、洋葱、豆类以及番薯等容易产气的食物；尽可能避免食用葱、萝卜、蛋类、韭菜、碳酸饮料等容易产生臭气的食物和辛辣食物；还要避免食入咖喱粉、牛奶、油炸食物、绿豆、菠菜等容易导致腹泻的食品；更要避免吃青团、糯米、巧克力、高脂肪的肉类等容易造成肠道堵塞及便秘的食物。同时，要定时饮水，多饮酸梅汁与蓝莓汁，以减少肠管黏液分泌。

在造口袋的存储管理上，需格外注重细节以确保其质量和安全性。建议造口袋的库存量保持在 3 个月以内，避免一次性大量采购，以减少过期或变质的风险。存放时，应选择通风良好且阴凉的地方，关键是要确保造口袋不直接暴露于高温环境，比如避免放置在暖气旁边、直接日晒或任何其他可能产生高温的源头附近，这样可以有效防止造口袋因受热而加速老化或材质变性，从而保证其在使用时的性能和舒适度。此外，在伤口完全愈合后，患者可以进行沐浴。洗澡时可以覆盖造口袋或拿开造口袋，以淋浴方式清洁身体与造口。中性皂液与沐浴液不会刺激造口，且不会流入造口。在日常生活中，要避免长期慢性咳嗽，做家务时也要注意避免家具碰伤造口。同时，不要长期或经常提取重物，以免对造口造成不必要的压力。

参考文献

1.　ZHENG R S, ZHANG S W, ZENG H M, et al. Cancer incidence and mortality in China, 2016 [J]. J Natl Cancer Cent, 2022, 2 （1）: 1-9.

2.　XU X D, YU E D, GAO X H, et al. Red and processed meat intake and risk of colorectal adenomas: a meta-analysis of observational studies [J]. Int J Cancer, 2013, 132（2）: 437-448.

3.　陈萦眶, 房静远. 结直肠癌诊治和预防研究的热点问题 [J]. 中华内科杂志, 2024, 63（1）: 17-20.

4.　庞姝, 宗晔, 吴咏冬. 溃疡性结肠炎相关性结直肠癌的危险因素及化学预防 [J]. 中华预防医学杂志, 2022, 56（11）: 1657-1662.

5.　SIEGEL R L, GIAQUINTO A N, JEMAL A. Cancer statistics, 2024 [J]. CA Cancer J Clin, 2024, 74（1）: 12-49.

6.　DEKKER E, TANIS P J, VLEUGELS J L A, et al. Colorectal cancer [J]. Lancet, 2019, 394（10207）: 1467-1480.

7.　KUIPERS E J, GRADY W M, LIEBERMAN D, et al. Colorectal cancer [J]. Nat Rev Dis Primers, 2015, 1: 15065.

8.　WYLD L, AUDISIO R A, POSTON G J. The evolution of cancer surgery and future perspectives [J]. Nat Rev Clin Oncol, 2015, 12（2）: 115-124.

9. JIANG W Z, XU J M, XING J D, et al. Short-term outcomes of laparoscopy-assisted vs open surgery for patients with low rectal cancer: the LASRE randomized clinical trial [J]. JAMA Oncol, 2022, 8（11）: 1607-1615.

10. PEPEK J M, WILLETT C G, CZITO B G. Radiation therapy advances for treatment of anal cancer [J]. J Natl Compr Canc Netw, 2010, 8（1）: 123-129.

11. BILLER L H, SCHRAG D. Diagnosis and treatment of metastatic colorectal cancer: a review [J]. JAMA, 2021, 325（7）: 669-685.

12. SHIN A E, GIANCOTTI F G, RUSTGI A K. Metastatic colorectal cancer: mechanisms and emerging therapeutics [J]. Trends Pharmacol Sci, 2023, 44（4）: 222-236.

13. PIAWAH S, VENOOK A P. Targeted therapy for colorectal cancer metastases: a review of current methods of molecularly targeted therapy and the use of tumor biomarkers in the treatment of metastatic colorectal cancer [J]. Cancer, 2019, 125（23）: 4139-4147.

14. GANESH K, STADLER Z K, CERCEK A, et al. Immunotherapy in colorectal cancer: rationale, challenges and potential [J]. Nat Rev Gastroenterol Hepatol, 2019, 16（6）: 361-375.

15. 周瑾，王雁，王卉，等．老年结直肠癌术后患者全方位健康管理方案的构建 [J]. 中国全科医学，2024，27（21）：2600-2606.

16. KROGSGAARD M, ANDERSEN R M, DANIELSEN A K, et al. Physical activity after colorectal cancer surgery-a cross sectional study of patients with a long-term stoma [J]. Support Care Cancer, 2022, 30（1）：555-565.

17. 郭晨，任弘，曹宝山，等．运动处方在癌症患者群体中应用的研究进展 [J]. 中国全科医学，2020，23（34）：4394-4399.

18. BROWN J C, SCHMITZ K H. The prescription or proscription of exercise in colorectal cancer care [J]. Med Sci Sports Exerc, 2014, 46（12）：2202-2209.

19. 莫选菊．老年人运动及其运动处方 [J]. 护理学杂志，2005，20（8）：76-78.

20. 石潇洋，万巧琴，纪文文，等．老年人群身体活动量表及应用进展 [J]. 中国老年学杂志，2020，40（13）：2896-2900.

21. 韩芳，李晓迪，宗轶，等．早期肠内营养对结直肠癌病人术后恢复的影响 [J]. 肠外与肠内营养，2014，21（2）：80-82.

22. 梁建伟, 白晓枫, 周志祥, 等. 高龄结肠直肠癌患者根治切除术的预后因素分析 [J]. 中华医学杂志, 2008, 88 (21): 1467-1470.

23. 沈焘, 孙圣茜, 夏翠峰, 等. 老年结直肠癌根治术后预后分析 [J]. 中国老年学杂志, 2018, 38 (15): 3645-3647.

24. 汪建平, 王磊, 杨祖立, 等. 青年结直肠癌的临床病理特征及预后 [J]. 中华胃肠外科杂志, 2002 (4): 256-258.

25. 王宇, 李燕, 王承志, 等. 个性化护理干预对结直肠癌患者术后心理状态和生活质量的影响 [J]. 河北医药, 2017, 39 (11): 1749-1751.

26. 杨东杰, 张晟, 何伟玲, 等. 快速康复外科促进结直肠癌术后体液免疫功能恢复的前瞻性随机对照研究 [J]. 中华医学杂志, 2012, 92 (16): 1112-1115.

27. 张緦义, 张晨鹏, 孙晓光, 等. 结直肠癌预后的影响因素研究 [J]. 中国全科医学, 2011, 14 (36): 4128-4130.

28. 徐崇娟, 余艳平, 董要团. 综合干预对直肠癌术后患者心理状态、自我管理能力及生活质量的影响 [J]. 癌症进展, 2021, 19 (9): 958-962.

29. 杨国艺, 王泠, 李硕. 结直肠癌造口病人心理弹性研究进展 [J]. 护理研究, 2020, 34 (12): 2175-2178.

30. 高宇，付婷，曾佳文．ERAS目标导向护理干预对直肠癌造口患者心理弹性及生活质量的影响[J]．生命科学仪器，2023，21（z1）：156．

31. 陈莹，曹露，单蓉蓉，等．普里西特干预模式对男性结直肠癌造口患者性功能及心理弹性的影响[J]．实用临床医药杂志，2022，26（6）：67-71．

32. 杨艳平．奥瑞姆自理理论联合共情干预对直肠癌术后放疗患者心理弹性及护理工作满意度的影响[J]．首都食品与医药，2021，28（7）：127-128．

33. 陈琦，刘儒德．教育心理学[M]．北京：高等教育出版社，2015．

34. 姚树桥，杨艳杰．医学心理学[M]．7版．北京：人民卫生出版社，2018．

35. 刘丽馥．直肠癌术后病人睡眠障碍原因分析及护理[J]．医学理论与实践，2008，21（7）：841-842．

36. 林细琴，庄莎莎，吴玉燕，等．基于PERMA模式的积极心理干预对结肠癌术后患者心理资本、疾病复发恐惧及睡眠质量的影响[J]．世界睡眠医学杂志．2024，11（1）：156-159．

37. 周楠，马爽，王驰，等．结直肠癌幸存者社会疏离的研究进展[J]．护理研究．2024，38（3）：472-475．

38. 马欣雨，程环毓，赵亚瑞，等.结直肠癌幸存者社会疏离的研究进展[J].循证护理.2024，10（4）：608-612.

39. 乔楠，张也，张少华.肠造口患者社会疏离状况评估及干预研究进展[J].中日友好医院学报.2024，38（1）：42-44.

40. 张甜.耳穴压贴联合系统性护理对晚期结肠癌癌性疼痛患者心理状态及疼痛程度评分的影响[J].黑龙江医学，2020，44（11）：1619-1621.

41. 陈建霞.内关、足三里穴位按摩联合镇痛药物缓解晚期肿瘤重度癌痛的临床效果[J].实用临床护理电子杂志，2019，32（4）：27-28.

42. 刘改香.情志护理配合穴位按摩对乳腺癌术后缓解癌痛及生活质量的影响[J].光明中医，2022，37（21）：3979-3980.

43. 严爱蓉，赵婷婷，何会连，等.穴位敷贴联合舒适护理对晚期结肠癌患者癌性神经病理性疼痛的影响[J].现代诊断与治疗，2021，32（24）：4024-4026.

44. 张霞玲.中医心理干预方案联合热敏灸对癌痛患者心理状态、睡眠质量及生存质量的调节作用研究[J].医学理论与实践，2023，36（4）：690-693.

45. 石汉平，凌文华，李薇.肿瘤营养学[M].北京，人民卫生出版社，2012.

46. 吴肇汉.结直肠癌病人围手术期营养治疗的时机和方法 [J]. 外科理论与实践，2003，8（3）：178-179.

47. 张忠涛，董明，李丁，等.结直肠癌围手术期营养治疗中国专家共识：2019 版 [J]. 中国实用外科杂志，2019，39（6）：533-537.

48. 中国抗癌协会肿瘤营养专业委员会，中华医学会肠外肠内营养学分会.结直肠癌患者的营养治疗专家共识 [J]. 肿瘤代谢与营养电子杂志，2022，9（6）：735-740.

49. 何以蓓，汤军.中医"发物"的概念、分类及其临床意义 [J]. 浙江中西医结合杂志，2009，19（11）：674-676.

50. 王磊，柴可夫.基于"因人制宜"学说的中医"发物"观 [J]. 中华中医药杂志，2017，32（2）：435-437.

51. SUNG H, FERLAY J, SIEGEL R L, et al. Global Cancer Statistics 2020: GLOBOCAN estimates of incidence and mortality worldwide for 36 cancers in 185 countries [J]. CA Cancer J Clin，2021，71（3）：209-249.

52. El-KHASHAB I H. Antiangiogenic and proapoptotic activities of atorvastatin and Ganoderma lucidum in tumor mouse model via VEGF and Caspase-3 pathways [J]. Asian Pac J Cancer Prev，2021，22（4）：1095-1104.

53. 韩萌，王莎莎，李宇恒，等．围手术期结直肠癌患者营养治疗的研究进展[J].肿瘤代谢与营养电子杂志，2024，11（1）：123-129.

54. 李融融，于康，中国营养学会肿瘤营养管理分会．恶性肿瘤患者康复期营养管理专家共识（2023版）[J].中华临床营养杂志，2023，31（2）：65-73.

55. LEWANDOWSKA A, RELIGIONI U, CZERW A, et al. Nutritional treatment of patients with colorectal cancer [J]. Int J Environ Res Public Health, 2022;19（11）: 6881.

56. MUSCARITOLI M, ARENDS J, BACHMANN P, et al. ESPEN practical guideline: clinical nutrition in cancer [J]. Clin Nutr, 2021, 40（5）: 2898-2913.

57. 中国营养学会．中国居民膳食指南（2022）[M].北京：人民卫生出版社，2022.

58. WEIMANN A, BRAGA M, CARLI F, et al. ESPEN guideline: clinical nutrition in surgery [J]. Clin Nutr, 2017, 36（3）: 623-650.

59. 中国抗癌协会肿瘤营养专业委员会，石汉平．口服营养补充的指南更新[J].肿瘤代谢与营养电子杂志，2023，10（1）：64-68.

60.　刘宗荣，朱易凡，马淙，等 . 结直肠癌手术后感染并发症的调查和分析 [J]. 中国普通外科杂志，2008，17（1）：104-106.

61.　彭新刚，高俊茹，罗文强，等 . 结肠癌手术切口感染的相关因素分析 [J]. 外科，2021，10（2）：14-19.

62.　闫宇禄，崔晓光 . 结直肠癌患者术后感染的危险因素及防治 [J]. 中华结直肠疾病电子杂志，2018，7（2）：181-184.

63.　王绿化，朱广迎 . 肿瘤放射治疗学 [M]. 2 版 . 北京：人民卫生出版社，2021.

64.　中国临床肿瘤学会指南工作委员会 . 中国临床肿瘤学会（CSCO）常见恶性肿瘤诊疗指南 2023 [M]. 北京：人民卫生出版社，2023.

65.　WILLETT C G, FUNG C Y, KAUFMAN D S, et al. Postoperative radiation therapy for high-risk colon carcinoma [J]. J Clin Oncol, 1993, 11（6）：1112-1117.

66.　MARTENSON J A Jr, WILLETT C G, SARGENT D J, et al. Phase Ⅲ study of adjuvant chemotherapy and radiation therapy compared with chemotherapy alone in the surgical adjuvant treatment of colon cancer: results of intergroup protocol 0130 [J]. J Clin Oncol, 2004, 22（16）：3277-3283.

67. 中国抗癌协会肿瘤内分泌专业委员会，重庆市中西医结合学会肿瘤内分泌分会，周琦，等. 肿瘤相关性高血糖管理指南（2021 年版）[J]. 中国癌症杂志，2021，31（7）：651-688.

68. EL-SHAMI K，OEFFINGER K C，ERB N L，et al. American cancer society colorectal cancer survivorship care guidelines [J]. CA Cancer J Clin，2015，65（6）：428-455.

69. BENSON A B，VENOOK A P，AL-HAWARY M M，et al. Colon cancer，version 2.2021，NCCN clinical practice guidelines in oncology [J]. J Natl Compr Canc Netw，2021，19（3）：329-359.

70. VAN DER STOK E P，SPAANDER M C W，GRÜNHAGEN D J，et al. Surveillance after curative treatment for colorectal cancer [J]. Nat Rev Clin Oncol，2017，14（5）：297-315.

71. JEFFERY M，HICKEY B E，HIDER P N. Follow-up strategies for patients treated for non-metastatic colorectal cancer [J]. Cochrane Database Syst Rev，2019，9（9）：Cd002200.

72. NAGTEGAAL I D，QUIRKE P，SCHMOLL H J. Has the new TNM classification for colorectal cancer improved care? [J]. Nat Rev Clin Oncol，2011，9（2）：119-123.

73. PATEL S G，DOMINITZ J A. Screening for colorectal cancer [J]. Ann Intern Med，2024，177（4）：49-64.

74. DE FALCO V, NAPOLITANO S, ROSELLÓ S, et al. How we treat metastatic colorectal cancer [J]. ESMO Open, 2020, 4 （Suppl 2）: e000813.

75. 唐小岚，宁美，等. 肠造口并发症护理研究进展 [J]. 中西医结合护理：中英文，2020, 6（10）: 470-476.

76. 王海霞，周朝君，等. 肠造口底盘渗漏的原因分析及护理措施 [J]. 中国现代医药杂志，2018, 20（1）: 82-83.

77. 王丽丽，姜桂春，李辉，等. 肠造口造口袋底盘渗漏标准化护理 [J]. 现代消化及介入诊疗，2018, 23（1）: 78-80.

78. 宋琴芬，刘春娥，尹光啸，等. 肠造口病人渗漏护理的研究进展 [J]. 护理研究，2020, 34（17）: 3096-3098.

79. 国家卫生健康委员会医政司，中华医学会肿瘤学分会. 国家卫健委中国结直肠癌诊疗规范：2023 版 [J]. 中国实用外科杂志，2023, 43（6）: 602-630.

80. 彭梦苗，叶雪梅，李海燕. 结直肠术后造口的护理 [J]. 健康向导，2023, 29（6）: 18-19.

81. 孟晓红，徐洪莲. 中华护理学会成人肠造口护理团体标准要点解读及思考 [J]. 上海护理，2021, 21（6）: 1-4.

82. 马静宜，董雪凡，李阳，等.肠造口患者自我照护的最佳证据总结 [J].护士进修杂志，2024，39（11）：1198-1204.

83. 车莹.成人肠造口患者常见并发症预防的最佳证据总结 [D].兰州：甘肃中药大学.2021.

84. 刘学英，廖倩，周华，等.结肠造口病人住院期间造口底盘更换时间的研究 [J].护理研究，2016（7）：834-837.

85. 郭琼，刘春芳，张静，等.造口周围潮湿相关性皮炎预防管理的证据总结 [J].护士进修杂志，2023，38（5）：430-436.

86. 王泠，胡爱玲.伤口造口失禁专科护理 [M].北京：人民卫生出版社，2018.

87. 白雅静，张琛琛，董利英，等.成人肠造口周围潮湿相关性皮肤损伤患者自我管理的证据总结 [J].中国护理管理，2023，23（5）：724-729.

88. 徐洪莲，何海燕，蔡蓓丽，等.回肠造口粪水性皮炎的原因分析及对策 [J].中华护理杂志，2011，46（3）：247-249.

89. 董珊，袁玲，陈秋菊，等.肠造口周围潮湿相关性皮肤损伤预防与管理的最佳证据总结 [J].中华护理杂志，2022，57（2）：223-230.

90. 戴晓冬，李华珠，杨宁琍. 51 例 Miles 术后造口并发症的原因分析与护理 [J]. 中华护理杂志，2010，45（9）：799-800.

91. 张小丽. 肠道造口周围皮肤损伤的危险因素分析与对策 [J]. 实用临床护理学电子杂志，2020，5（11）：188.

92. 陈亚红，赵新明，白艳玲，等. 肠造口周围发生感染因素分析 [J]. 中国实验诊断学，2020，24（9）：1504-1506.

93. 周晓敏，朱玲棣. 回肠造口患者造口袋更换时机选择的探讨 [J]. 实用临床医药杂志，2015，19（14）：156-157.

94. 赵瑞，刘婷. 基于循证理论的精细化干预结合造口袋更换口诀卡对结直肠癌根治术后肠造口患者病耻感及炎症因子水平的影响 [J]. 临床医学研究与实践，2023，8（12）：138-140.

95. 朱夏雪. 肠造口周围潮湿相关性皮肤损伤风险预测模型的构建与验证 [D]. 深圳：南方科技大学. 2021.

96. 李牧玲，周宏珍. 肠造口患者造口周围潮湿相关性皮肤损伤预防及护理的最佳证据总结 [J]. 护理学报，2023，30（1）：41-46.

97. LONARDI S, MONTAGUT C, PIETRANTONIO F, et al. The PEGASUS trial: Post-surgical liquid biopsy-guided treatment of stage Ⅲ and high-risk stage Ⅱ colon cancer patients [J]. Annals of Oncology, 2023, 34（supplement 2）：S1268-S1269.

98. LOFT M, TO Y H, GIBBS P, et al. Clinical application of circulating tumour DNA in colorectal cancer [J]. Lancet Gastroenterol Hepatol, 2023, 8（9）: 837–852.

99. ALIX-PANABIèRES C, PANTEL K. Liquid biopsy: from discovery to clinical application [J]. Cancer Discov, 2021, 11（4）: 858–873.

100. MALLA M, LOREE J M, KASI P M, et al. Using circulating tumor DNA in colorectal cancer: current and evolving practices [J]. J Clin Oncol, 2022, 40（24）: 2846–2857.

101. MO S, YE L, WANG D, et al. Early detection of molecular residual disease and risk stratification for stage I to III colorectal cancer via circulating tumor DNA methylation [J]. JAMA Oncol, 2023, 9（6）: 770–778.

102. REINERT T, HENRIKSEN T V, CHRISTENSEN E, et al. Analysis of plasma cell-free DNA by ultradeep sequencing in patients with stages I to III colorectal cancer [J]. JAMA Oncol, 2019, 5（8）: 1124–1131.

103. Shalhout S Z, Miller D M, Emerick K S, et al. Therapy with oncolytic viruses: progress and challenges [J]. Nat Rev Clin Oncol, 2023, 20（3）: 160–177.

104. LIN D, SHEN Y, LIANG T. Oncolytic virotherapy: basic principles, recent advances and future directions [J]. Signal Transduct Target Ther, 2023, 8（1）: 156.

105. NGUYEN T T, SHIN D H, SOHONI S, et al. Reshaping the tumor microenvironment with oncolytic viruses, positive regulation of the immune synapse, and blockade of the immunosuppressive oncometabolic circuitry [J]. J Immunother Cancer, 2022, 10（7）: e004935.